LE COULOIR

FRANÇOISE BARANNE

LE COULOIR

UNE INFIRMIÈRE AU PAYS DU SIDA

Lettre-préface d'Étienne Roda-Gil

LE GRAND LIVRE DU MOIS

Pour Françoise

Tout est simple, comme on dit « Tout va bien » à quelqu'un que l'on aime, quand on sait que le pire est là.

Tout est simple, sans mystères. La voirie, il y a des gens pour ça. La maladie aussi. La « technique des surfaces » ne peut pas se tromper. Tant de mètres carrés : tant de souffrances au panier.

Bien sûr, on jette, dans les sociétés d'abondance. On rejette, même, sans remords ni soupirs. Il ne fallait pas aller se promener dans le champ des orties. Elles sont là pour protéger le sommeil des gens sages. Malheur à ceux que la feuille presque blanche a caressés, ou qu'un sang, vendu, comme on sait, a visités. Silence, comme devant la guerre, à qui les soigne ou essaie de les consoler. La guerre, la vraie, sans procuration ni télévision. Le quotidien qui dit que la mort n'est pas tout et qu'il faut, après une larme ou deux, passer à autre chose. La lecture des rubriques économiques, par exemple.

Ici, pas de sermons, ni de chant, ni de plainte. Ce qui frappe arrive marqué de morales, de comportementalisme et de rigidité.

I

Voilà un malheur qui insulte le sacré, pis que la guerre, donc.

Ce livre est l'œil, le sourire d'un petit cœur qui trébuche devant la tombe.

Un Kyrie *de moineau.*

Seigneurs maîtres du monde, des sciences et des apparences, gestionnaires du réel vérifié par le papier glacé et les pellicules.

Ayez pitié de nous autres.

Mais le ciel est peut-être vide, ou bien faut-il lui déboucher les oreilles ? Une infirmière sait faire ça. Françoise Baranne fait bien ça. En attendant, comme avant, comme toujours, le mot d'ordre est « résister ».

Madrid, Pont des Français,
où se défendit notre espèce.

Étienne Roda-Gil

En souvenir de mes malades.
À tous les séropositifs.

Et en hommage
aux médecins et aux soignants, aux associations
qui se consacrent à la lutte contre le sida.

Remerciements à Robert Mallat
pour son aide.

Nombreux sont ceux qui pensent que cette maladie est une vengeance de Dieu. Moi, je crois qu'elle a été envoyée pour apprendre aux gens comment s'aimer, se comprendre, avoir de la compassion les uns pour les autres.

ANTHONY PERKINS

1

16 août 1989. 7 h 45.

Je n'ai pas encore revêtu ma blouse d'infirmière. Avant d'entrer en fonction dans mon nouveau poste, je me suis donné un quart d'heure pour me familiariser avec ce couloir que j'aurai désormais à arpenter en tout sens. Un couloir nu, aux murs dont les peintures se sont jaunies avec le temps, et que l'on n'a manifestement jamais pris le soin de rafraîchir. Impression désagréable de délabrement. Pourvu que ce ne soit qu'un trompe-l'œil!

Couloir interminable... et silencieux. Comme si, dans les chambres dont toutes les portes sont closes, il n'y avait âme qui vive. Ou bien – et je m'en veux d'avoir l'esprit traversé par une pensée aussi absurde – comme si l'on tenait à étouffer des cris trop déchirants, des plaintes trop lancinantes.

En fait, j'ignore ce qui m'attend dans ce service. Je sais qu'il reçoit des malades du sida. Je ne me doute guère que, au fil des mois, il se transformera en mouroir.

La mort, pour l'instant, je ne la vois pas. Je ne la pressens même pas. Elle loge pourtant ici en permanence. Pour elle, pas de week-ends, pas de vacances, pas de trêve de Dieu. Et pas de quartier, hélas! Les jugements rendus par le sida sont aveugles, sans appel. Et nul ne connaît le laps de temps qui sépare la condamnation de l'exécution. Celle-ci aura lieu à huis-clos.

16 août. 8 h 15.

Intronisation. Conciliabule dans le couloir. Valérie, avec qui je vais faire équipe, a vingt-cinq ans, les lèvres pulpeuses et le teint laiteux des rouquines. Elle me met au courant de tout ce que je dois savoir pour ne pas m'égarer dans les dédales de l'établissement, dans les méandres de l'administration. Trois ans, déjà, qu'elle travaille dans cet hôpital. Elle en connaît le moindre rouage, le moindre recoin. Elle me dit qui est qui et qui fait quoi. Chef de service, chef de clinique, surveillante, collègues, une véritable galerie de portraits, pour l'instant abstraits. Je suppose qu'ils ne le resteront pas longtemps.

Je l'écoute religieusement. Ce n'est là que le début de mon initiation. Aucun problème : d'un hôpital à l'autre, la routine est la même, les gestes sont semblables. Je n'aurai pas de difficultés à m'acclimater.

8 h 30.

Mon impression de déjà vu était trompeuse. Je m'en aperçois lorsque je fais la connaissance de mon premier patient ou, plutôt, de ma première patiente, Clara, une Italienne de vingt-six ans, hospitalisée depuis deux mois.

Dès notre entrée dans sa chambre, je suis frappée par ses yeux brillants et son visage émacié. Elle a l'air craintif, presque terrorisé. Je me rends compte soudain que ce service ne ressemble en rien à ceux où j'ai exercé jusqu'alors.

Les malades sont souvent sur la défensive. Certains, c'est normal, hésitent à s'en remettre d'emblée aux infirmières qui surgissent inopinément dans leur univers et dont ils redoutent qu'elles n'aient la main lourde et le geste maladroit. À nous de les apprivoiser et, en quelque sorte, d'établir une complicité entre eux et nous, qui ne sommes pas du même côté de la barricade.

Clara, elle, réagit comme un animal blessé à mort. Pour elle, je suis une ennemie, en attendant d'être une tortionnaire. Et je sais ce qu'elle pense : « Qui c'est, celle-là ? Comment me piquera-t-elle ? Elle va rater mes veines. Elle va me faire mal... »

Je m'approche d'elle. Je lui souris. Ce sourire n'est qu'un masque. Derrière le masque, il y a, également, la peur. Peur de lui faire mal, en effet. Peur, je le confesse aussi, de risquer la contamination, si, d'un geste maladroit, je me pique avec l'aiguille que j'aurai utilisée sur elle.

Nous continuons à nous dévisager, sinon à nous défier. Valérie, pour briser ce silence pesant, s'écrie : « Je te présente Françoise. Elle ou moi, tu verras, c'est pareil. » Clara fait mine de ne pas entendre. Elle soupire : « Je suis fatiguée... Je crois que je ne me lèverai pas ce matin. »

Valérie me jette un coup d'œil complice. Moi, je

continue à sourire bêtement, figée sur place, paralysée par un trac analogue, sans doute, à celui qu'éprouvent les comédiens avant d'entrer en scène, prête à jeter ma blouse aux orties. Ma collègue m'entraîne dans le couloir. Je m'appuie contre le mur. Je manque d'air. Je respire un bon coup. « Calme-toi, murmure Valérie. J'ai éprouvé les mêmes sensations d'étouffement. J'ai fini par m'habituer. »

Elle a raison. On s'habitue à tout. À la pluie, à la canicule, à la misère des autres, à sa propre misère. Je m'habituerai donc à une maladie qui m'est inconnue, à une nouvelle génération de malades. À la condition de maîtriser une angoisse qui me pousse à prévoir le pire au lieu d'espérer le meilleur. Il va me falloir de la constance.

Sans doute pour me détourner de mon affolement de novice, Valérie me donne quelques renseignements (que j'aurai l'occasion de compléter par la suite) sur Clara, une Milanaise mariée à un Catalan de Barcelone, Juan. Avant de le rencontrer, elle se droguait à seringue-que-veux-tu. Et puis, un jour, les journaux s'étaient fait l'écho de statistiques alarmantes selon lesquelles nombre de toxicomanes étaient porteurs du virus. Elle s'était soumise au test H.I.V. Après une semaine d'attente fébrile, elle avait appris qu'elle était séropositive. Elle en avait aussitôt averti son mari. Contrairement à ce qu'elle appréhendait, Juan ne s'était pas comporté comme si toutes les foudres du ciel devaient le frapper lui aussi. Il avait essayé de la rassurer. « Rien ne prouve, avait-il dit, que la séropositivité débouche fatalement sur la maladie. Il faut garder l'espoir envers et contre tout. »

Cette confiance n'était-elle pas que de façade et, au fond de lui-même, Juan, qui avait également été déclaré séropositif, ne pressentait-il pas que le malheur était entré dans leur foyer ? Toujours est-il qu'il avait, en cachette de Clara, téléphoné à sa belle-mère. Celle-ci n'avait pas hésité. Elle était immédiatement partie pour l'Espagne. Et, dès son arrivée, elle avait pris en main les rênes du ménage, sans s'appesantir sur les errements passés de sa fille et leurs atroces conséquences.

Huit jours plus tard, le couple remis sur les rails, elle regagnait Milan où elle tenait un magasin de chaussures. Livrée à elle-même, elle put enfin verser abondamment les larmes qu'elle avait contenues à Barcelone. Elle ne pleurait pas sur elle, mais sur les bonheurs enfuis et que rien ne ressusciterait. Elle ne se faisait aucune illusion sur l'état de Clara. Tôt ou tard, le virus sortirait de sa tanière et commencerait à ronger l'enfant perdue.

Lorsque Clara fut atteinte d'une forte fièvre et de violents maux de tête, elle passa une nuit entière à se demander comment elle pourrait venir à son secours. Au matin, elle avait pris sa décision : bazarder la boutique et consacrer la somme qu'elle en tirerait à soigner sa fille. Mais elle ne se fiait pas aux médecins espagnols qu'elle avait jugés dépassés par les événements. Ce n'était qu'à Paris, dans un service spécialisé, que Clara bénéficierait des traitements aptes à prolonger son existence en péril, s'ils ne la tiraient pas d'affaire.

Mon hôpital – puisque c'était maintenant le mien – fit subir à Clara de multiples examens. On ne cacha la vérité, ni à la jeune femme, ni à son mari, ni à sa mère : elle avait une méningite à cryptocoques. On disposait bien d'un traitement spécifique pour lutter contre cette infection opportuniste du sida, mais celui-ci serait-il efficace ? Les médecins ne pouvaient se prononcer. « Je m'en remets à vous, s'écria la mère de Clara. Je sais que vous la guérirez. »

Elle se refusa à rentrer à Milan, ce qui aurait équivalu pour elle à une désertion. Elle n'avait pas les moyens de prendre une suite au Georges-V : elle s'installa dans un modeste hôtel situé à quelques pas de l'hôpital. En dehors de ses visites prolongées à Clara, elle faisait le siège du ministère de la Santé et de différents organismes dont elle sollicitait une aide qui lui permît de payer une partie de l'hospitalisation (trois mille francs, le prix de journée) entièrement à sa charge, puisque Clara n'était pas française et qu'elle ne bénéficiait pas de notre Sécurité sociale.

Les réponses furent, dans l'ensemble, négatives : étant donné le gouffre financier occasionné par la montée du sida, c'était compréhensible. La mère de Clara fit bon visage, mais elle voyait, avec terreur, fondre ses économies. Et, l'état de Clara ne s'améliorant pas, elle ne la quittait pratiquement plus, sinon pour aller dîner dans un snack voisin. Après quoi, elle regagnait sa chambre et, toute la nuit, cherchait le sommeil au creux d'un lit qui, confiait-elle à Valérie, « grinçait à chacun de ses mouvements ».

Vers 10 h 30, je pénètre à nouveau dans la chambre de Clara. Sa mère vient d'arriver. Elle est assise sur le bord du lit. À mon apparition, elle se lève. Elle correspond au portrait que Valérie m'en a dressé. Une femme élancée, en pantalon et tee-shirt, plutôt belle avec ses cheveux courts à peine grisonnants et son profil de madone. « Bonjour ! lui dis-je sur un ton nettement plus enjoué que lors de ma précédente visite. Je suppose que vous êtes la mère de Clara ! » De son accent chantant, elle répond : « En effet ! » Puis, après un long silence, elle ajoute : « Je la trouve un peu lasse aujourd'hui. Elle ne veut pas bouger. Elle prétend qu'elle a mal partout. » Je me contente de répondre : « Je vais quand même l'aider à faire un brin de toilette. J'installerai ensuite sa perfusion. »

Tandis que je m'occupe de Clara, sa mère se tient derrière moi, à épier mes gestes. Mais elle ne cherche qu'à manifester sa présence. Une présence pas pesante, presque chaleureuse, qui, paradoxalement, me réconforte. J'en ai besoin.

17 août.

Lorsque Geneviève, une autre de mes collègues, procède à la prise de sang de trois ou quatre séropositifs venus faire un bilan, je constate, avec stupeur, que le matériel mis à notre disposition date d'années où, manifestement, le sida ne figurait pas encore dans les dictionnaires médicaux. Une grosse aiguille, un trocart, auquel on ajoute un tube en plastique, beaucoup moins pratique que les tubes en verre que nous utilisions à Aix ; c'est, ici, à l'infirmière de se débrouiller du mieux qu'elle peut, c'est-à-dire mal. Il arrive que du sang s'échappe, lorsque l'on change les tubes. Pas très recommandé à une époque où l'on commence à attirer l'attention des personnels soignants – et du public – sur les dangers de la contamination.

Je suis prise de panique. Quand on sort d'hôpitaux où tout est flambant neuf, ou presque, il y a de quoi. Geneviève, petite femme robuste et décidée, aux cheveux coupés courts et aux gestes précis, s'esclaffe. « Nous fonctionnons avec les moyens du bord ! me dit-elle. Un pli à prendre... » Elle, elle se sert d'une petite aiguille à ailettes. Elle y adapte une seringue de 50 cc avec laquelle elle pompe le sang qu'elle met ensuite dans des tubes. Je l'imite. Avec la ferme intention d'amener l'administration à se moderniser et, par conséquent, à nous épargner un danger dont elle n'a probablement pas conscience.

25 août.

Diarrhées depuis dix heures du matin. Nausées. Angoisses. À 16 h 30, en quittant l'hôpital, j'ai failli m'évanouir au beau milieu de la rue. Je reviens sur mes pas, je regagne le service. Inquiètes, mes collègues s'empressent autour de moi. Je me retrouve dans le lit d'une des chambres vacantes de l'étage. Je téléphone à Sébastien, mon ami, pour le prévenir de mon malaise, l'avertir que, sur les conseils de l'interne, je vais passer la nuit ici. Je présente les mêmes symptômes que mes malades.

Et si j'avais le sida ?

27 août.

Ce n'était qu'une gastro-entérite.

2

Clara n'est pas l'unique malade sur laquelle j'ai veillé durant ces premières semaines. Il y en a d'autres, peu nombreux encore, de tous les bords et de tous les genres. Mais, contrairement aux hôpitaux où j'ai travaillé auparavant, ces patients sont tous envahis par la même gangrène. Un seul dénominateur commun : le sida. Et pour nous, les soignants, une seule attitude : le mensonge. La mort est inscrite sur le front et dans la chair de ceux que nous recevons. Nous feignons de ne pas nous en apercevoir. Nous serions tentés de parler d'eux au passé. Nous leur parlons de l'avenir. Notre mensonge est pieux. Où est le temps où nous pouvions assurer à nos patients qu'ils recouvreraient bientôt la santé, qu'ils avaient encore des années et des années à vivre ?

Étais-je prédestinée, moi, la brave petite soldate des soins empressés et des paroles de miséricorde, à me retrouver ainsi réduite à l'impuissance, à devoir baisser les bras devant l'inéluctable ? Qu'est-ce qui m'a conduite en ce lieu, sinon un destin malin qui s'ingénie à brouiller les pistes et à multiplier les chausse-trapes ?

Je suis originaire d'un pays où l'on parle fort et rocailleux, où l'on prend son temps pour manger, pour aimer, pour vivre, tout simplement. À Tarbes, où je suis née il y a trente ans, et où je retourne souvent pour y respirer l'air de mes montagnes, les heures coulent lentement, sans que rien, en apparence, ne trouble la quiétude d'une ville figée dans son provincialisme. À Aix-en-Provence, où j'ai exercé, pendant trois ans, une profession que certains proclament admirable, parce qu'ils n'en connaissent ni les difficultés, ni les désarrois, ni les déconvenues, les lauriers-roses donnent des allures de fête aux jardins, les cigales stridulent même lorsque le mistral secoue violemment les arbres. Tout y est banal. Tout y est lumineux. Tout y est immuable.

Et me voici maintenant dans ce Paris dont le pavé est gris, le soleil voilé, les nuits sans étoiles. Qu'y suis-je venue faire ? Rejoindre un homme plus âgé que moi, auprès de qui j'apprendrais la sérénité et les concertos de Mozart ? La sérénité, il me l'a, en partie, donnée. Et je me suis prise à goûter Mozart.

Mais le passé ne vous lâche pas facilement. Dès mon arrivée dans ce secteur hospitalier où les mots « vocation », « mission », « abnégation » prennent tout leur sens, je vais me souvenir, avec terreur, de ces amours éphémères que j'avais naguère collectionnées et que je croyais, à chaque fois, éternelles.

Je ne suis, certes pas, de nature insouciante. Mais, il y a encore un an, je ne prenais aucune de ces précautions devenues indispensables à notre époque, tant le mal terrible qu'est le sida profite de la moindre occasion pour opérer son œuvre de destruction.

Ce mot n'était pas encore entré dans notre vocabulaire sentimental. Nous en parlions, mais négligemment, sans y accorder trop d'attention. Il faut dire que, de 1986 à 1989, à l'hôpital d'Aix, nous n'avons été qu'exceptionnellement confrontés à des malades atteints du virus.

Pas de quoi, on s'en aperçoit, gamberger pendant des semaines. Pas de quoi prendre le voile. Pas de quoi, même, se tenir aux aguets. Mon salaire était mince, je n'avais pas de quoi m'acheter des fringues, je ne mangeais pas toujours à ma faim, mais je me contentais de peu. Je ne cherchais qu'à aimer et à être aimée. Il m'arrivait d'avoir un coup de foudre, j'étais rarement payée de retour.

N'empêche! Ma recherche incessante de l'homme idéal, tel, du moins, que je me le représentais, s'était transformée en jeu. Celui du hasard.

Que m'avait-on enseigné, durant mes trois années d'études, à Tarbes? À piquer, à panser, à soigner, voire à guérir, certainement pas à accompagner des malades jusqu'à leur décès, à baisser, parfois, leurs paupières, à mêler mes larmes à celles des mères submergées par le chagrin.

Un matin de 1982, un chef de service de je ne sais quel hôpital avait bien évoqué, en termes vagues, une maladie infectieuse dont on savait seulement qu'elle commençait à faire des ravages dans les communautés homosexuelles des États-Unis. Nous avions écouté le laïus du professeur, mais sans nous y attarder. D'autant que, manifestement, nos monitrices n'étaient pas mieux renseignées que nous. Et qu'au cours des stages que nous avions à effectuer dans des crèches, des garderies, des maisons de retraite ou différents hôpitaux, rien ne nous laissait entrevoir la gravité d'un mal qui n'allait pas uniquement s'attaquer aux homosexuels et aux toxicomanes.

Après avoir obtenu mon diplôme en juin 1983, j'ai été embauchée dans un cabinet d'infirmières libérales. Tâches moins fastidieuses que je ne l'avais craint : elles consistaient, en dehors de quelques urgences, à faire la toilette de mamies impotentes à qui, tout en leur prodiguant mes soins, je racontais mes joies, mes soucis et, bien sûr, mes chagrins d'amour.

Elles m'écoutaient et, peut-être, se souvenaient-elles de leurs propres fredaines. Elles souriaient de leur bouche édentée. Elles me caressaient la main pour me consoler. Elles m'assuraient que j'avais la vie devant moi et que le ciel me protégerait toujours, « parce que j'avais un cœur gros comme ça ! ».

Je repartais rassérénée. Le soir, en compagnie de quelques copines, j'allais me changer les idées dans les bars de Tarbes, pas pour boire ni pour draguer, mais pour contempler d'autres visages qui ne fussent pas ceux de la vieillesse.

Le lendemain, je reprenais ma besogne sans trop de vague à l'âme. Je gagnais ma vie. C'était le principal. Même si, de temps en temps, j'avais la sensation d'être grugée par ceux qui m'employaient.

En février 1986, j'ai pourtant éprouvé le besoin de quitter ma ville natale et des habitudes qui tournaient à la routine. J'ai échoué à Gréoux-les-Bains, près de Manosque, où j'avais trouvé une place dans une clinique de cardiologie. Neuf mois d'une navigation en solitaire, à louvoyer entre travail peu harassant et liaisons sans conséquence. Virus toujours inconnu au bataillon. À Aix, je l'ai dit, deux ou trois cas isolés. Au Val-de-Grâce, mon premier hôpital parisien, aucun malade du sida.

Et puis, en ce jour d'été 1989, après trois ans d'études et cinq ans d'expérience professionnelle, j'ai basculé brutalement dans l'univers du sida. L'infirmière compétente que je pensais être s'est alors aperçue qu'elle avait tout à rapprendre, et de son métier, et des êtres humains. Et, aussi, de soi-même.

3

2 octobre.

Boulot-métro-dodo : sacro-sainte trinité pour ces Parisiens au teint blême et aux semelles de plomb qui, les yeux encore bouffis de sommeil, se rendent, chaque matin, à leur labeur, déjeunent d'un sandwich jambon-cornichons et, à la nuit tombée, rentrent chez eux pour avaler leur soupe fumante tout en regardant la télévision d'un œil à moitié endormi.

Je n'ai pas encore l'impression d'avoir emboîté le pas à mes concitoyens d'adoption, de m'être transformée, à mon tour, en fourmi industrieuse, d'errer de fatigue en harassement, de lassitude en déprime. Mais, avec le temps, je pense que j'y parviendrai. Triste constatation !

Tant que je travaillais au Val-de-Grâce, je ne me posais pas de questions. J'évoluais en terrain connu. Les chirurgiens opéraient, nous les infirmières, nous veillions au grain. J'étais râleuse, voire subversive, on me prenait telle quelle, avec mes défauts et mes qualités. Je n'avais pas d'états d'âme. Hôpital-prestige, hôpital-famille où se côtoyaient le vieux colonel aux brillants états de service, jadis, en Indochine, où il avait trucidé quelques Viets, et le jeune appelé impatient d'être réformé, le Val dépendait des Armées.

Si j'en suis partie avant d'avoir effectué la période de deux ans à laquelle je m'étais engagée par contrat, c'est que je trouvais incompatibles ma mission d'infirmière et mon statut de militaire. De plus, les liens que j'avais noués avec Sébastien, dont je partageais désormais l'existence, me suffisaient largement et je ne voyais pas l'utilité d'en ajouter d'autres, beaucoup plus pesants, parce qu'ils n'avaient rien d'affectif.

Je me suis donc mise en quête d'un établissement qui fût moins exigeant que le Val. J'avais le choix. Il n'y a pas de chômage dans notre profession. Pour peu qu'elle ait son diplôme en poche et une mine avenante, qu'elle se contente d'un salaire maigrichon, qu'elle accepte de se plier à des horaires astreignants, l'infirmière de bonne volonté n'aura aucune peine à se placer. Je me suis présentée dans divers hôpitaux. J'ai été reçue par de nombreuses surveillantes. Je leur convenais. Elles ne me convenaient pas. Je cherchais autre chose. Mais quoi ? Je l'ignorais.

Je me demande pourquoi, aux services de gérontologie, de chirurgie digestive ou de médecine infantile, j'ai préféré celui des maladies infectieuses, ce qui revenait, je commence à m'en rendre compte, à entrer en religion. Curiosité ? Dévouement ? Certainement ! Ignorance, aussi ! Ignorance de ce qu'étaient réellement les effets dévastateurs du sida. Je les ai maintenant sous les yeux.

Deux mois, déjà, que je connais Clara et je ne cesse de penser à elle. Son calvaire ne m'émeut pas seulement, j'en suis arrivée à m'identifier à elle. Nous avons le même âge. Nous venons, à peu de chose près, des mêmes lieux ensoleillés. Et si je n'ai pas tâté de la drogue, mes frasques d'antan pourraient fort bien se retourner contre moi. J'en viens à me persuader que, bientôt, je vais me retrouver à sa place, dans le même lit étroit, à souffrir des mêmes maux.

Mais je ne suis pas armée pour ce combat d'arrière-garde. Ni physiquement ni moralement. Au moindre bouton suspect, au moindre dérangement intestinal, au moindre bobo qui, à vrai dire, ne rappelle que de très loin les symptômes du sida, je sombre dans l'angoisse. Je n'ose pourtant affronter le test H.I.V. Je crains son verdict. Les imprudences que j'ai commises avant de rencontrer Sébastien, je suis sûre que je vais les payer. Je ne me suis jamais interrogée sur le pedigree des garçons avec lesquels je sortais, pas plus qu'ils ne me questionnaient sur le mien. L'amour était aveugle.

10 octobre.

Je ne peux continuer à vivre ainsi, dans la hantise du virus. Je décide d'en passer par le test H.I.V. Demain, peut-être. Ou après-demain. J'aurai alors une semaine à en attendre le résultat. Une semaine interminable. Pour moi et, bien sûr, pour Sébastien, qui, si je suis séropositive, risque de l'être également. Pour l'instant, il fait le brave.

Une nuit, je me suis réveillée, baignée de sueur. J'ai poussé Sébastien du coude. Je lui ai demandé quelle serait sa réaction si j'avais le sida. « Ne crains rien ! » m'a-t-il répondu très tranquillement. Cette réponse m'a suffi. Je me suis rendormie. Pas lui ! Je crois bien qu'il s'est levé sans faire de bruit et qu'il est allé écouter du Mozart dans le séjour. À un moment, je me suis réveillée. J'ai tendu la main. Il n'était pas là. Je ne me suis pas inquiétée. Je me suis dit qu'une inspiration soudaine l'avait saisi et qu'il était en train d'écrire dans son bureau. J'ai refermé l'œil.

20 octobre.

Je ne prends mon service qu'à midi. Comme chaque matin, depuis huit jours, Sébastien attend le facteur devant la porte de l'immeuble. D'habitude, il remonte les mains vides. Il me tend cette fois une lettre à en-tête du labo. J'hésite à l'ouvrir. Je la tourne dans tous les sens. Sébastien s'impatiente. « Un peu de courage ! Et puis, n'oublie pas que nous sommes dans la même galère. »

Je me lance enfin à l'eau. Je déchire l'enveloppe. Les mots dansent devant mes yeux. Ce que je lis me transporte de joie. L'épée de Damoclès ne s'est pas abattue sur moi. Aucune trace du virus dans mon sang. Je suis, sinon pure, du moins sans tache.

Il ne me reste plus qu'à essayer d'arrêter de fumer. Le sida m'a, pour l'instant, épargnée, autant échapper au triste destin auquel un paquet et demi de cigarettes quotidien me destine.

4

La perspective du sida interdirait-elle aujourd'hui les incursions hors des sentiers battus, les passions buissonnières ? Cette notion d'un danger aussi permanent n'était pas, en 1989, entrée dans les mœurs. Le sida, prétendait-on, ne s'attaquait qu'aux homos et aux drogués. Ils avaient péché ? Dieu les châtiait, des siècles après qu'Il eut anéanti Sodome et Gomorrhe. Quant aux hétéros, ils se la coulaient douce. Ils pensaient n'avoir rien à craindre. Tout leur était permis. Ils se comportaient comme ces automobilistes persuadés que les accidents n'arrivent qu'aux autres et qui, à chaque seconde, risquent de se retrouver, les membres brisés, dans un fossé.

Nous sommes déjà, nous, dans le secret des dieux. Le drame des hémophiles, celui des transfusés ne font pas la une des journaux, mais nous nous doutons bien qu'ils finiront par éclater au grand jour et que c'en sera terminé de cette fallacieuse sécurité dans laquelle, faute de panneaux d'interdiction clairement affichés, on se complaît.

Ces réflexions moroses, je les rumine dans la rame de métro qui me conduit à mon travail. C'est dimanche, un dimanche d'octobre. Il est 7 h 30. Mon wagon est à peu près vide. Deux vieilles dames chapeautées jacassent d'une voix flûtée. Une gamine feuillette un album de bandes dessinées. Un militaire somnole. S'y ajouteront deux Anglaises ployant sous leur sac à dos et quatre jeunes qui ont probablement traîné toute la nuit de boîte en boîte. Personne d'autre. Paris s'éveille. Les stations défilent, désertes, pour la plupart. À Tarbes, on s'apprête pour la messe, à Aix, pour une virée dans les calanques de Cassis. La vie continue. Elle n'a pas partout la même saveur. Je suis ici, je voudrais être ailleurs. Je serais ailleurs, je rêverais d'être ici. J'ai l'habitude. Je suis une éternelle insatisfaite.

J'ai dit à Valérie que j'en avais assez de cet hôpital. Elle m'a regardée d'un air offusqué : « Déjà ? » Je n'ai pas insisté. Nous ne sommes pas faites du même bois. Ni les coups de vent ni les coups de gueule n'ont de prise sur elle. Elle ne s'affole jamais. Elle n'élève jamais la voix. Elle a toujours le mot pour rire. Et, quoi qu'il arrive, elle navigue sur des eaux perpétuellement calmes. Moi, je marche sur des braises.

Un nouvel arrivant dans notre service. La soixantaine distinguée. D'épaisses moustaches à la major Thompson. Tiré à quatre épingles. Un blazer bleu marine. Un pantalon de flanelle grise. Une cravate club. Aussi à l'aise dans sa tenue B.C.B.G. qu'un O.S. dans sa salopette, qu'un nourrisson dans sa barboteuse. On peut supposer que sa garde-robe ne comporte ni jean, ni blouson de cuir, ni baskets. Que, le jour de sa naissance, on a sablé le champagne. Que, dès qu'il a su parler, une nurse british s'adressait à lui, et en français, et en anglais. Qu'il ne laisse à personne le soin d'assaisonner sa salade. Bref, il n'est pas de mon monde, si tant est que j'en aie un. Il s'appelle Maxime. Je l'imagine très bien dans une Rolls. Il était, dernièrement, portier en chef dans un palace de la Côte d'Azur. Ce que l'on appelle un « homme aux clés d'or ».

Le sida ne trie pas ses victimes. Il frappe au petit bonheur. Les bourgeois sont aussi de la fête. Les nantis. Les élus. Quel que soit leur âge. Quelles que soient leurs origines.

Maxime est originaire de Genève. Plus coriace que Clara, sans aucun doute. Il n'est pas du genre à se plaindre, ni, du reste, à se confier. Pas un mot, tandis que j'ouvre sa valise genre Vuitton, que je dispose, dans son placard, de quoi soutenir un siège prolongé : deux pyjamas de soie bordeaux, une robe de chambre en cachemire, une veste de yachtman. Quel luxe !

Je sors de sa chambre. Je croise Marc, un interne. « C'est sa première infection depuis qu'il est séropositif... Il a 40° de fièvre. Il souffre d'épouvantables maux de tête. Tu peux commencer maintenant son bilan », me dit-il.

31 octobre.

Diagnostic fourni par une ponction lombaire : Maxime a une méningite à cryptocoques.

Je vais le voir dans sa chambre. Il est immobile. Il semble dormir. Je n'ose m'approcher de son lit. Je reviendrai un peu plus tard pour lui faire sa première perfusion.

Clara et moi, nous nous parlons peu. S'il y a un langage propre aux sidéens, il est probablement codé... tout au moins ne l'ai-je pas encore déchiffré. Une étrange communication s'est pourtant établie entre nous. Quelque chose comme de la télépathie. Peut-être parce que, chacune dans son genre, nous avons, jadis, enfreint certaines règles de sécurité. L'une paie pour ses imprudences. L'autre a peur de payer pour ses inconséquences.

Je fais des progrès chaque jour. Je m'accoutume aux maux de Clara, j'apprends, non à les prévenir, mais à les apaiser. Elle en est consciente. Elle me fait désormais confiance. Son visage s'est ouvert.

Le matin, lorsque je viens lui demander si elle a bien dormi, elle me répond d'un bref signe de tête et elle se force à esquisser un pauvre sourire qui me déchire le cœur. S'est-elle habituée à la maladie ? Je ne me suis pas, en tout cas, habituée à ses souffrances. J'ai un long chemin à parcourir.

Où me mènera-t-il ? Et aurai-je le courage d'aller jusqu'au bout de la nuit ?

J'ai évoqué la présence de la mère de Clara. Présente, elle l'est, en effet. Et elle le sera tout le temps que durera le séjour de sa fille à Paris. Présente pour l'assister dans les infimes détails de la vie quotidienne, même si celle-ci est quasiment végétative. Présente pour l'accompagner, avec nous, vers une mort que nous savons inéluctable.

Elle sert, en quelque sorte, d'aide-soignante aux infirmières. Elle donne à manger et à boire à Clara, elle glisse le bassin sous ses reins, elle guide ses pas vers la fenêtre, ce qui n'arrive plus que rarement, tant la lumière aveugle la jeune femme, elle lui parle doucement lorsqu'elle se plaint de ses migraines. Elle a, pour sa fille, les mêmes attentions que l'on a pour un enfant, les mêmes sourires, les mêmes regards.

Nous acceptons son aide de bonne grâce. Nous n'avons du reste pas le choix. Nous sommes en trop petit nombre pour assurer les soins de tous ces malades qui commencent à affluer dans notre service.

J'ai appris que, dans les autres hôpitaux, il y avait de plus en plus de sidéens. Le mal est en train de gagner du terrain. Jusqu'où ira-t-il ?

12 novembre.

Les jours passent et le moment est arrivé de nous rendre à l'évidence : les traitements n'opèrent désormais plus sur Clara dont les forces déclinent. Une gisante dans une chambre qui n'est que pénombre. Sa mère, elle aussi, a maigri. Ses traits se sont creusés. Son regard s'est voilé. Elle ne guérira jamais de la maladie de Clara.

Maxime va beaucoup mieux. Il consent enfin à communiquer avec nous, même s'il reste toujours discret sur son passé.

17 novembre.

Nous sommes six blouses blanches à tenir conseil devant la chambre de Clara. Je sors du chariot le dossier de la malade. Je le tends au grand patron. Il le consulte, se tapote le menton, puis se gratte le nez... sa façon à lui de témoigner de son embarras. Je prends alors timidement la parole : « Elle est épuisée, Monsieur. Elle ne tient plus debout. Son état empire chaque jour. »

Il médite un court instant, puis il pousse la porte de la chambre. Sans même jeter un coup d'œil vers Clara, il se lance dans un petit couplet dont mes collègues disent connaître les paroles par cœur : « Vous seriez heureuse de rentrer chez vous, Madame ? Je pense que cela vous ferait beaucoup de bien ! » Le regard de Clara s'illumine. « Je le pense aussi... »

Nous sortons. La mère s'avance vers nous. Elle demande anxieusement : « Alors, docteur ? » Notre chef de service tourne toujours sept fois la langue dans sa bouche avant de parler. Il toussote pour s'éclaircir la voix. « Nous nous demandions, Madame, si, dans le cas de votre fille, il ne vaudrait pas mieux qu'elle se retrouve dans son cadre familier. Chez nous, elle s'étiole. »

La mère de Clara est-elle dupe ? Se rend-elle effectivement compte que l'hôpital ne peut plus rien pour la jeune femme ? Juan et elle décident, en tout cas, de la rapatrier à Barcelone. Le 18 novembre, une ambulance vient la chercher. Seize mille francs – les dernières miettes du pécule maternel – pour la ramener dans son foyer.

Avant de nous quitter, la mère nous embrasse, Valérie et moi. À ses yeux, quelques larmes perlent, qu'elle essuie discrètement du revers de la main. Clara, momentanément revigorée, nous sourit, pour nous remercier, je le suppose, d'avoir accompli ce bout de route avec elle, même si cette route se termine en impasse. Elle s'écrie, avec une certaine nervosité : « Je vais retrouver ma maison ! Je vais retrouver mon pays ! » Avant qu'elle ne s'en aille, nous lui remettons des médicaments pour plusieurs semaines de traitement. Nous savons qu'ils seront inefficaces. Mais elle les prendra. Même si elle n'est pas, elle non plus, tout à fait dupe.

Maxime ne perd rien de cette dignité dont les malades du sida font généralement preuve, quelle que soit l'étendue de leur mal. Il est vrai que, dans son monde à lui, la discrétion est de rigueur. L'homme aux clés d'or n'étale jamais ses sentiments. Il se contente d'être, chaque instant, à l'écoute de ses clients. Nous sommes, nous, à l'écoute de nos patients.

Il pleut sur Paris. J'ai froid au cœur et aux pieds.

5

25 novembre.

Je ne m'accoutume que peu à peu à des mots insolites, tels que « kaposi », « toxoplasmose » ou « méningite à cryptocoques ». Comme si je refaisais mes classes ! Comparé au sida, le cancer prend toutes les allures d'une maladie bénigne.

On pourrait croire qu'un personnage tel que Maxime, expert dans l'art des relations publiques et dans la pratique des mondanités, recevrait dans sa chambre une foule d'amis prompts à lui prodiguer encouragements et vœux de guérison. Personne, à part nous, n'en franchit le seuil, sinon, tous les deux jours, Marguerite, sa partenaire de bridge. Une vieille dame très digne, aussi bien accoutrée que lui, et qui n'ignore rien des bonnes manières et des beaux usages.

Elle s'installe sur une chaise, tout près de son lit, et ils se mettent à discuter aimablement comme s'ils étaient attablés chez « Angelina » ou dans un quelconque salon de thé huppé de la capitale. Ils rient ensemble à des plaisanteries qu'ils sont les seuls à comprendre. Ils ne parlent jamais de sa maladie et il semble avoir oublié pourquoi il est alité dans cet hôpital, lui qui avait toujours été debout à veiller, comme une sentinelle, sur son bataillon de *grooms*.

Marguerite s'amène parfois avec des petits pots de crème à la vanille qu'elle a tendrement confectionnée la veille et qu'elle entrepose dans le réfrigérateur de l'office. Bonne âme, elle m'en confie la recette. Je la note. Pour lui faire plaisir. Je n'ai rien d'un cordon bleu.

Une fois qu'elle est partie, vers les cinq heures du soir, sans doute pour se précipiter à un autre *five o'clock*, Max sombre dans une sorte de léthargie. Il ne recouvrera ses esprits qu'à la prochaine visite de Marguerite.

27 novembre.

Un nouveau malade, Jorge. Il est brésilien d'origine, mais pas de ceux qui, à la tombée de la nuit, hantent les allées du bois de Boulogne et y déploient des charmes ne devant rien à la nature. Il occupe un poste important dans une agence de publicité. Il a de beaux yeux verts qui lui mangent le visage, des cheveux noirs de jais, le teint mat. Il fume comme un pompier. Au moins deux paquets de cigarettes par jour.

Les jours s'ajoutent aux jours. Je prends possession de l'hôpital, à moins que ce ne soit lui qui prenne possession de moi. Je me suis intégrée, sans difficultés apparentes, à ce grand orchestre qu'est mon service. Particularité : le *maestro*, autrement dit le grand patron, ne fait que de brèves apparitions parmi nous. Il n'entre qu'une fois par semaine dans la chambre des malades. Il se fait tout juste communiquer leurs feuilles de température qu'il consulte d'un air négligent et rébarbatif.

À nous, les solistes – chef de clinique, internes, surveillante, infirmières –, de rattraper le coup auprès des patients qui se demandent ce que cache cette attitude, incompréhensible pour eux, qui leur fait présager une issue proche. Mais nous connaissons notre partition sur le bout des doigts. Que l'un de nous commette une fausse note, les autres seront là pour réparer les dégâts. Notre équipe doit absolument tenir le choc. Sinon, les dominos s'effondreraient, les uns après les autres.

Symphonie des gestes mille fois répétés. Transmission, lorsque l'on est du matin, avec l'infirmière de nuit. Compte rendu succinct, que l'on consigne sur un cahier réservé à cet effet : un malade a une poussée de fièvre, un autre a été pris de diarrhées, un troisième est tombé de son lit. Banal, hélas ! Ensuite, prise de sang, en vue des bilans prescrits par les médecins.

Avec les aides-soignants, j'installe les patients pour leur petit déjeuner. Après quoi, je procède aux toilettes et, très souvent, trop souvent, à la réfection des lits souillés. Besogne pénible, qui soulève le cœur, oui ! Mais dégradante, certainement pas : nous ne nous sentons pas humiliées d'avoir à accomplir des tâches auxquelles d'autres refuseraient de se plier. Et ce sont, paradoxalement, ces instants où l'infirmière se transforme en femme de charge que les malades choisissent pour confier, sans retenue, leurs angoisses et, aussi, leurs espoirs. Comme si toute distance était abolie entre eux et nous.

Apparition des médecins vers 11 heures. Pas toujours le temps de leur emboîter le pas. Le moment du déjeuner approche. Il m'arrive de servir moi-même les repas.

J'accueille ma collègue de l'après-midi. Je lui raconte les événements de la matinée. Ce qui est une façon de me délester sur elle d'un peu de mon fardeau.

13 heures, cantine. Bizarre, mais j'ai un appétit dévorant. Déjeuner bâclé en une demi-heure. Retour dans le service vers 13 h 30. Je me renseigne sur les nouvelles prescriptions médicales. 15 heures, prises de température. Radiographies pour certains malades. Je me transforme parfois en brancardier. J'accueille les entrants.

Vers 16 h 30, avant de quitter mon service, je fais, une dernière fois, la tournée des chambres. L'infirmière est, aussi, une assistante « sociable ». Une clause qui ne figure pas dans notre contrat, mais que nous estimons primordiale. Les patients ont besoin de nous à un moment où leurs mécanismes, tant physiologiques que psychologiques, se dérèglent. Ils n'appellent pas à l'aide, parce qu'ils craignent que leurs cris ne demeurent sans écho. Ils n'ont besoin que d'une présence amicale et d'une voix chaleureuse qui les rassurent avant qu'ils ne franchissent la dernière barrière.

Ils se racontent. Ils se décrivent. Les images leur viennent en foule. Album de photos qu'ils feuillettent page après page et qu'ils commentent comme s'ils venaient tout juste de l'exhumer d'une commode ancienne. Leur enfance, leur adolescence, leurs amours, leurs voyages, leur métier, nous ne devons rien perdre d'une conversation que nous reprendrons le lendemain, là où nous l'avions laissée.

Moments exceptionnels et pathétiques, qui leur permettent de se raccrocher à une existence sur laquelle nul n'oserait parier le moindre franc. Ils ne veulent pas mourir. Ils savent qu'ils vont mourir.

Ces dialogues ne s'établissent pas au petit bonheur. Les unes s'engouent des plus fragiles, les autres, des plus frimeurs. Mon choix à moi, est assez mystérieux. Je peux m'attacher à ceux qui ne croient ni à Dieu ni au Diable et éprouvent des regrets plutôt que des remords, et tomber en arrêt devant des innocents aux mains vides et au cœur pur.

Hétéros, homos, toxicos, je me garde bien de faire la moindre différence. Un regard me suffit, pourvu que j'y découvre ce que j'ai toujours recherché éperdument : cette tendresse qui survit à tous les échecs comme à toutes les épreuves.

« C'est Dieu qui les punit ! » aurait bougonné ce matin la surveillante. Elle est longue et sèche, elle a les lèvres minces et le teint terreux. Valérie, qui a surpris son ahurissante réflexion, n'a pas sourcillé. Mais elle a fui à l'autre bout du couloir. La surveillante l'a regardée s'éloigner. Manifestement, elle attendait une réponse, voire une approbation. Elle en est pour ses frais.

« J'ignore, me dit Valérie, encore offusquée, si elle pense vraiment ce qu'elle dit ou si elle se contente de nous transmettre le point de vue des autorités supérieures... »

Moi, je crois qu'elle le pense vraiment.

Jorge est au plus mal. En peu de jours, le virus a presque complètement annihilé ses défenses. Un véritable massacre. Et, pour nous, médecins et infirmières, un échantillonnage complet des ravages que le sida peut provoquer chez l'être humain le plus robuste. Il est couvert de taches de kaposi, un cancer de la peau fréquent chez les sidéens. Traitement : chimiothérapie. Demain, hélas, d'autres taches fleuriront sans doute. Les fleurs de la mort.

Diarrhées, toxoplasmose avec crises d'épilepsie, et j'en passe, rien ne nous est épargné. Nous n'avons qu'à nous pencher sur notre Brésilien pour nous familiariser avec les caprices du fléau. J'en savais peu. J'en sais beaucoup plus. Pas de quoi s'en vanter. J'aurais préféré camper sur mon ignorance. Et sur mon innocence. Je m'enfonce dans un puits sans fond.

6

Et la vie privée dans tout ça ? Le genre mi-figue mi-raisin. Pas tellement flamboyante. Avec des hauts et des bas qui épousent les courbes des feuilles de température.

Imaginez la petite infirmière tarbaise qui, lorsqu'elle prend son service à 8 heures du matin, se retrouve dans la rue à 16 heures, à 17 heures en cas de pépin. Elle en a plein les bottes d'avoir parcouru des kilomètres de couloir. Presque honte de ne pouvoir faire mieux, de ne pouvoir faire plus pour ces malades qui attendent désespérément le miracle, c'est-à-dire le traitement que les chercheurs, malgré leurs efforts, ne parviennent pas à mettre au point.

Car les semaines et les mois passent et, du grand patron au modeste agent de service, nous en sommes réduits à prier le ciel pour que survienne enfin ce jour de gloire où le virus sera contraint de capituler. Dans un an ? Dans cinq ans ? Dans dix ans, plutôt, déclarent les spécialistes. Dix ans à voir disparaître des hommes et des femmes que l'on a appris à connaître et à aimer, parce qu'ayant remis leur sort entre nos mains, ils se dépouillent soudain de tout faux-semblant, de toute hypocrisie. Dix ans à lire dans les journaux que tel ou tel acteur qui offrait sa jolie gueule aux groupies du monde entier, tel sportif qui exhibait ses muscles sur tous les stades de la planète viennent de mourir « des suites d'une longue maladie ». Dix ans à se demander si le garçon qui vous sert dans votre restaurant favori, tenu par des homos, si le coiffeur qui vous exécute une superbe coupe au carré, si votre voisin de palier, si votre cousin à la mode de Bretagne n'ont pas, eux aussi, chopé le virus. Dix ans à s'inquiéter pour les autres, à trembler pour soi.

Nous, les infirmières, nous voici à la merci d'une goutte de sang qui vient infecter la légère blessure que nous nous sommes faite le matin, en coupant du pain, en ouvrant une boîte de conserve et que nous n'avons pas protégée, tant elle nous semblait insignifiante. À la merci, surtout, d'une aiguille qui dérape, d'une piqûre malencontreuse. Il y a les gants, bien sûr, mais nous n'avons pas toujours le réflexe ni le temps de nous en servir, d'autant qu'ils peuvent nuire à la précision de nos gestes.

Pour 8 000 francs – brut – par mois, aucune prime de danger allouée à ces sujets à risques que sont les combattantes du Sida, aucune citation à l'ordre de la Nation. Les chevaliers du mérite ne se recrutent pas dans nos rangs. Nous sommes anonymes. Nous le resterons jusque dans la tombe.

Le plus ardu, lorsque l'on se retrouve hors de l'hôpital, c'est de se dédoubler, de gommer de sa mémoire que, cinq minutes auparavant, on mijotait encore dans les douleurs d'autrui. Il n'existe pas de chambre de décontamination pour le mental.

Roland, l'ami de Jorge, est aide-soignant. Fort de son expérience – qui est, du reste, toute relative –, il ne cesse d'ironiser sur notre façon de lui prodiguer des soins. Il intervient sans arrêt, nous donne des conseils plus ou moins éclairés que nous nous gardons bien de suivre. Il nous lance, d'un air de défi : « Lorsque c'est moi qui m'occupais de lui à la maison, ça se passait bien. Il refusait de se faire hospitaliser. Depuis qu'il a accepté d'entrer dans ce foutu établissement, tout se déglingue ! »

Nous n'osons le rabrouer. Il n'a pas abandonné Jorge à son sort. Tant de malades se retrouvent dans une chambre d'hôpital, avec, pour seul compagnon, leur désespoir !

29 novembre.

« Il ne faut surtout pas avoir pitié de nous ! Ni pitié, ni mépris ! » m'a dit Maxime, ce matin.

Nous essayons sur Jorge tous les traitements que nous avons à notre disposition. Peine perdue ! Ils échouent les uns après les autres. Il supporte mal ces échecs répétés. Du coup, il ne se nourrit pratiquement plus. Il n'y a que le tabac qui lui permette de recouvrer un semblant de calme. Quatre paquets de cigarettes par jour. Sa chambre est envahie d'une épaisse fumée. « Je vais attraper un cancer du poumon ! » me dit-il dans un de ses rares instants d'humour.

Je ne peux m'empêcher de rire, mais de rire jaune. Je me suis attachée à lui. Il est pathétique. Son attitude rugueuse n'est qu'une cuirasse, de moins en moins solide. Étranges, ces liens qui nous unissent aux malades. Du plus loin que je me souvienne, je ne m'étais jamais attachée à un patient. Même si nous n'allons pas jusqu'à leur baiser les pieds et les plaies comme le Christ aurait pu nous l'enseigner, nous nous approprions leurs douleurs au point de les ressentir au plus profond de notre chair. Ils ont des bleus à l'âme. Nous aussi. Et nous ne pouvons nous en défaire. Ils sont là, en permanence. Nous les transportons avec nous.

10 décembre.

L'état de Maxime ne s'améliore pas. Son frère et sa sœur sont arrivés de Suisse. Conformes à l'idée que je me faisais d'eux. Compassés. Amidonnés. Indignés. Outragés, plus qu'affligés, par le malheur qui « les » touche de plein fouet. « Nous faire ça à nous ! » murmure la sœur, visiblement offusquée. « Vous faire quoi ? » dis-je, un peu abasourdie et, surtout, n'osant comprendre le sens de cette phrase lourde de reproches. « Ma fille est fiancée, explique-t-elle. Elle doit se marier dans deux mois. Que la maladie de mon frère et, surtout, son homosexualité s'ébruitent et le mariage tombe à l'eau. Ce serait une catastrophe, vous vous en doutez bien... » Et après un instant de réflexion, elle murmure : « Il va aller en enfer ! »

Oraison funèbre avant l'heure. Et démonstration évidente, du moins pour elle : le sida épargne les gens bien nés et qui ne se détournent pas du droit chemin. Ils sont trop propres. Ils sentent trop bon. Ils n'ont jamais offensé Dieu. Ils ne l'offenseront jamais. Ils ont bien mérité le paradis. Maxime, lui, fait partie de ces damnés de la terre promis au châtiment éternel.

12 décembre.

Je suis au lit. J'ai une fièvre de cheval. Sébastien est affolé, mais il est vrai qu'il s'affole pour un rien. Comment aurait-il réagi si je lui avais annoncé que j'étais séropositive ?

Je me sens mal. Non que je souffre, mais je pense beaucoup trop à mes malades. Réussissent-ils à trouver le sommeil ? Le mien est peuplé de cauchemars.

17 décembre.

J'ai repris mon travail. Nous venons de recevoir une lettre d'Espagne. C'est un faire-part. Clara est morte un mois après son retour à Barcelone. Pas de nouvelles de Juan. Nous ne nous faisons pas d'illusions sur son sort.

Julien, un de mes malades d'Aix, qui avait été opéré d'un cancer de l'estomac dont on pouvait penser qu'il ne se remettrait pas, m'a envoyé une carte postale des Maldives. « Tout va bien ! m'écrit-il. Je me porte comme un charme. Je vais bientôt partir pour le Brésil. »

Il n'est plus tout jeune, Julien. Je crois bien qu'il est né en 1918. Qui, il y a trente ans, aurait prédit que l'on se remettrait de certains cancers ? Qui oserait prédire que l'on guérira, un jour, du sida ?

25 décembre.

Je fête la Noël à Tarbes, en famille. Je ne parle pas beaucoup de l'hôpital à ma mère. Ce qu'elle en connaît l'inquiète déjà trop.

Une semaine, en tout cas, à vivre sans ma blouse. J'appréhende mon retour à Paris. J'ai pourtant hâte de rentrer. Comme si j'étais ensorcelée par le virus. La laideur fascine parfois plus que la beauté.

10 janvier 1990.

Maxime est mort. Tandis que, le soir de Noël, je réveillonnais en famille, lui, il buvait le champagne avec Valérie, Geneviève et Dorothée, une aide-soignante. Il était un peu ivre. Il appelait Geneviève « Votre Altesse ». Il faisait les projets les plus fous, comme, du reste, la plupart des sidéens. Et puis, la méningite a fini par l'emporter.

La veille de son décès, son frère et sa sœur sont arrivés en catastrophe. Ils se sont enfermés dans sa chambre. Que se sont-ils dit ? Geneviève, qui a assisté à ses derniers instants, l'ignore. Lui ont-ils pardonné son « inconduite » ? L'ont-ils maudit pour l'éternité ? Je suppose qu'avant de rendre l'âme Maxime s'est remis entre les mains du Seigneur. Ses clés d'or lui ouvriront les portes du ciel.

15 janvier.

Je suis frappée par la pâleur et les yeux cernés d'Amélie, une aide-soignante de dix-neuf ans. Elle finit par m'avouer qu'elle dort très mal depuis la mort de Maxime, à laquelle elle avait assisté. J'essaie de lui remonter le moral... alors que le mien est au plus bas. Personne, ici, ne paraît s'en soucier. Si nous nous mettions à crier, ce serait dans le désert.

7

Le sida modifie-t-il le comportement de ceux qui en sont atteints ? Transforme-t-il les lâches en héros, les silencieux en gueulards, les pacifiques en rebelles ? Il est probable qu'il agit comme un révélateur, et sur les malades, et sur ceux de leurs proches qui consentent à les entourer.

Quel est le véritable Jorge ? Lorsqu'il souffre, il ne cesse de geindre et de délirer. Il raconte ses soirées passées, sans Roland, à draguer, de préférence dans les salles de cinéma, des jeunes gens douteux qui l'avaient fait entrer, lui aussi, dans le cercle maudit des séropositifs. Il en vient même à regretter sa femme, car il a été brièvement marié, « pour la galerie uniquement », précise-t-il.

Paraît-il recouvrer quelques forces, et il pique de violentes colères auxquelles personne n'échappe, surtout pas Roland. Il lui reproche de manquer d'ambition, de se contenter d'un emploi subalterne dont il a honte, lui qui a pignon sur le parc Monceau, des toiles de maîtres dans son salon et une Lamborghini rouge.

Roland supporte mal ces reproches. Il me prend à témoin, car je suis sa principale confidente. Une confidente de couloir : c'est là qu'il me confie ses peines et son désarroi. À moins que ce ne soit à ma sortie de l'hôpital. Je viens de le trouver, devant la porte, guettant fiévreusement mon apparition. Tout en le consolant, j'aperçois, dans un petit sac de la Fnac qu'il tient à la main, une boîte d'A.Z.T. Lui aussi, séropositif ? Je suis suffoquée, mais pas tellement étonnée. Je ne lui pose aucune question. Ce n'est pourtant pas l'envie qui m'en manque.

30 janvier.

Les chambres se remplissent peu à peu. Parmi les arrivants, un malade au nez busqué, au regard glacial. La cinquantaine. Notre premier contact est décourageant. Du fond de son lit, il me lance sèchement : « Pourquoi m'a-t-on déménagé ? »

On l'a déménagé parce que le rez-de-chaussée était plein à craquer et que, donc, la chambre qu'il avait occupée pendant son précédent séjour, qui remonte à une semaine, n'était plus libre lorsqu'une fièvre brutale l'avait contraint à une nouvelle hospitalisation. On l'avait envoyé alors dans notre service qui comptait deux ou trois lits inoccupés.

Il supporte mal ce qu'il prend pour une brimade. Loin d'un univers qui lui était devenu familier, il a du mal à retrouver ses marques et ses habitudes. Du coup, nous, les infirmières du premier, nous appartenons pour lui à un environnement qu'il juge hostile, et même néfaste.

Je lui explique posément la situation. Je tente de le persuader que, quel que soit l'étage, il bénéficiera des mêmes soins et des mêmes attentions. Que nous sommes, d'un bout à l'autre de la hiérarchie, à la disposition des malades et, presque, à leur dévotion.

Il ne fait aucun commentaire, mais j'ai l'impression que son silence est aussi résigné que réprobateur. J'aurai d'autres occasions de le convaincre.

Il s'appelle Pierre. Il est peintre et sculpteur. Il ressemble plus à un fonctionnaire des impôts qu'à un magicien des couleurs ou à un charmeur de pierres. Il ne faut pas se fier aux apparences.

15 février.

Je suis entrée dans une zone de turbulences. Celle des cauchemars. Terminés les rêves rose bonbon. À peine me suis-je endormie, après avoir passé deux heures à batailler contre l'insomnie, que les morts font cercle autour de moi. Ou bien ce sont les agonisants qui me saluent d'un geste amical, peut-être parce qu'ils sont sur le point de me quitter, peut-être parce qu'ils espèrent me voir les rejoindre.

Je ne puis faire le moindre mouvement. Je suis pétrifiée. J'essaie de fuir, mais je suis comme enlisée dans des sables mouvants. Je me réveille en sursaut. Soulagée. Pas longtemps. Sébastien ronfle. Je le pousse. Il ne réagit pas. Je pose la main sur son nez. Il grogne. Il se retourne. Le silence revient. Le calme aussi. Il ne durera pas.

Dois-je me rendormir très vite et échapper ainsi aux habituelles remises en question sur ma vie, sur mon passé, sur mon avenir ? Ou garder les yeux ouverts pour ne pas retomber sur ces créatures fantomatiques que je reconnais au passage, Clara et Maxime, entre autres ?

Ils ne voulaient plus de la vie ou, plutôt, la vie ne voulait plus d'eux. Je les ai tout juste entrevus. Leurs cendres se sont dispersées aux quatre vents. À moins qu'ils ne reposent dans une tombe au pied de laquelle personne ne vient déposer quelques fleurs, puis s'agenouiller, le temps d'une prière.

Qui pourrait croire que le sommeil d'une infirmière du sida est aussi efficace qu'un antidépresseur ? Qu'il lui permet de se retrouver, le lendemain, toute neuve et toute fraîche pour affronter les menues besognes d'une soignante, celles, redoutables, d'une assistante des pompes funèbres, d'une collaboratrice des rubriques nécrologiques ?

Nos nuits à nous ne sont que les prolongements de nos journées. Pas de frontières entre elles. À Aix, le passage de la ligne n'était qu'une formalité. Franchies les limites de l'établissement, je cessais d'être une petite bête à bon Dieu pour redevenir une cigale. Lorsqu'il m'arrivait de rencontrer un de mes ex-malades au coin d'une rue, nous nous saluions fort aimablement et nous poursuivions notre chemin. Je n'avais pas à m'arrêter pour lui demander de ses nouvelles qui ne pouvaient être que bonnes. Ce n'était pas à nous qu'il devait manifester sa gratitude de l'avoir remis sur pied, mais au Seigneur.

Une fois lâchés dans la nature, nos patients, à moins d'une récidive de pneumonie ou de l'infection d'une plaie rebelle à la cicatrisation, disparaissaient de notre horizon. Ils ne se seraient pas avisés de venir nous chatouiller les pieds au milieu de notre sommeil.

Si j'avais choisi de passer des nuits blanches, ce n'était donc pas pour me protéger des idées noires ou des esprits facétieux, mais parce que je préférais brûler la chandelle par les deux bouts et cueillir allègrement les roses de la vie. Sitôt cueillies, sitôt fanées...

2 mars.

L'état du Brésilien se dégrade. Sa toxoplasmose s'aggrave. Au scanner, on distingue un abcès cérébral, de la grosseur d'une pêche. Jorge divague. Il tient des propos sans suite. Il confond la nuit et le jour, la lune et le soleil. À peine se lève-t-il qu'il tombe à terre. Ses diarrhées redoublent. Nous nettoyons. Sans arrêt.

Tandis que nous nous affairons autour de lui, il nous regarde de ses yeux émeraude qui n'ont plus d'éclat. Il ne dit pas un mot. Il ne gémit même pas. La vie le fuit par tous les pores. Je me demande si je ne porte pas déjà son deuil.

18 mars.

Pierre n'est pas plus homosexuel que bisexuel ou drogué. Son sida à lui est inédit pour nous, non dans ses manifestations, mais dans ses origines. En 1983, il avait subi, à la suite d'une opération que l'on pouvait considérer comme bénigne, une transfusion de sang infecté. Il n'avait alors ressenti ni indignation, ni accablement, ni révolte. « Je me suis demandé si je ne devais pas me suicider, dit-il. Mais j'ai des toiles inachevées dans mon atelier. Elles ne sont pas terminées. Je ne peux encore me permettre de mourir. »

Alors que Valérie soignait un malade, celui-ci, pris d'une crise de fureur, a envoyé une bouteille de coca contre les carreaux de la fenêtre qui a volé en éclats. Valérie est sortie en larmes de la chambre. Bonne fille, une infirmière faisant fonction de surveillante lui a proposé de n'arriver le lendemain que vers 10 heures. La surveillante en chef, qui avait surpris la conversation, s'est interposée : « Il n'en est pas question. Ce n'est pas vous qui êtes malade. Vous prendrez votre service à 8 heures... » Valérie a craqué, elle qui semblait d'une résistance à toute épreuve. Mais je sais que, demain, elle sera là. À 8 heures.

Les jours s'ajoutent aux jours et c'est tout juste si, maintenant, les sidéens ne font pas la queue à la porte de l'hôpital. Nous sommes débordées. Physiquement comme moralement. Brisées de fatigue, jusqu'à l'écœurement. Livrées à nous-mêmes dans la mesure où les médecins, las de leur propre impuissance, ne nous donnent des directives qu'au coup par coup. Confrontées à des tâches auxquelles on ne vous préparait pas dans les écoles d'infirmières, à des malades qui semblent débarquer d'une autre planète... à cette différence près que c'est le virus qui est l'envahisseur.

8

23 mars.

Coups de sonnette, impératifs. Un regard au tableau. C'est Pierre. Je vais à sa chambre. Il sort de son tiroir un catalogue qu'il me tend avec des mines gourmandes. « Voici des toiles que j'ai peintes, comme Gauguin, à Pont-Aven ! » me dit-il. Peintures abstraites dans lesquelles je vois ce qu'il n'avait pas dû mettre consciemment : le virus préparant son assaut final. Une explosion de couleurs violentes à dominante rouge.

Est-ce un effet de mon imagination ? Le syndrome sida ne dénaturerait-il pas mon regard ? Je garde, en tout cas, mes réflexions pour moi. Je me contente de témoigner un émerveillement qui n'est pas feint. Et les larmes me montent aux yeux. Il ne s'en aperçoit pas. Il me parle de ses projets, comme s'il avait l'éternité devant lui. Partir pour la Provence où il possède un mas. Installer, tous les matins, dès l'aube, son chevalet devant la Sainte-Victoire. Je ne l'interromps pas. C'est sa façon à lui, non de vaincre le sida, mais de le combattre.

Saadi a vingt-huit ans. Il est Iranien. Il a quitté son pays peu avant que celui-ci n'entre en guerre contre l'Irak, officiellement pour faire ses études à Paris, en réalité, je pense, pour fuir un régime dans lequel il ne se reconnaissait pas. Ses parents l'avaient rejoint. Puis ses quatre frères et sœurs. L'aîné avait monté une petite imprimerie dans la banlieue Sud. Saadi avait travaillé pendant une dizaine de mois avec lui. Il était alors tombé amoureux d'un jeune Anglais de son âge qui l'avait fait embaucher dans la maison de couture où il était dessinateur. Bref apprentissage et le sida se déclarait sans même que Saadi ait été au courant de sa séropositivité.

Il est chez nous, aujourd'hui, avec toutes les manifestations d'un virus qui ne l'épargne pas : kaposi, toxoplasmose, tuberculose, tout y est. Mais là où Jorge ne supporte pas son mal, Saadi, lui, ne manifeste aucun mouvement de révolte. « J'ai chagriné ma famille, dit-il. Je m'en veux. – Je suis sûre qu'elle vous a déjà pardonné ! fais-je. – Inch Allah ! »

Il a des cernes marron sous ses yeux langoureux d'oriental et une voix d'adolescent. Ses parents ne vont pas tarder à arriver. Ils sont très âgés. Il lui ont déjà pardonné. En attendant de le pleurer.

31 mars – 20 h 15.

Je me suis déjà dépouillée de cette blouse qui me pèse de plus en plus. Je n'arrive pas à partir. Je retourne dans la chambre de Jorge, inconscient. Roland est près de lui. Le téléphone sonne. Il décroche. C'est la mère de notre Brésilien, une grosse Allemande que

Jorge a plusieurs fois mise à la porte, tant elle l'exaspérait par ses jérémiades incessantes. Bref dialogue, puis Roland raccroche brutalement. « Elle sera à la gare de l'Est demain matin à 8 heures », m'explique-t-il.

Il se refuse à quitter Jorge. Il devine que la fin est proche, mais il croit qu'en veillant son ami, il réussira à la retarder. Et puis, que ferait-il chez lui, à tourner en rond, à attendre l'inéluctable ? L'infirmière de nuit tente de le raisonner. Il ne veut rien entendre. Elle consent finalement à fermer les yeux, comme je les aurais fermés, si j'avais été à sa place. Au diable ces règlements aberrants qui font de notre hôpital un univers à la Kafka !

1er avril. 8 heures.

C'est un dimanche. Hôpital désert. Je vais être seule, avec une aide-soignante, jusqu'à 16 heures. Avant de s'en aller, l'infirmière de nuit me dit qu'elle a dû, à deux reprises, appeler l'interne de garde au chevet de Jorge, de plus en plus faible. Lorsque je vais le voir à 8 h 15, je pressens le pire. Roland a les yeux rougis par l'insomnie, par la fatigue, par les larmes, peut-être. Il me regarde désespérément. Je sais que, moi, je n'ai pas le droit de pleurer, pas dans cette chambre, pas devant lui, en tout cas.

Jorge réagit peu. Il a le souffle court, les ailes du nez pincées. Ses draps sont souillés. Il faut les changer. Je propose à Roland de m'aider.

La mère de Jorge arrive vers 8 h 30, sa valise à la main. Je sors de la chambre. Un quart d'heure plus tard, Roland vient me chercher. « Dépêche-toi! Il va mal. » Je me précipite. Je prends la tension de Jorge : 5/3. J'accélère, sans trop d'espoir, la perfusion. L'interne arrive. Mais nous ne pouvons plus rien pour Jorge qui, inconscient, meurt dans nos bras.

Roland, qui m'avait prévenue « qu'il ne voulait pas assister à la mort de son compagnon », pleure, dans le couloir, avec la mère de Jorge. Je vais vers eux, le visage fermé. Je leur dis que tout est fini. Je n'ai plus qu'à aller chialer dans mon coin, pas longtemps, cinq minutes, peut-être, mais chialer un bon coup.

Une fois que je suis remise d'aplomb, l'aide-soignante m'aide à procéder à la dernière toilette du Brésilien. Nous l'habillons d'un costume noir qui était accroché dans la penderie. Spectacle atroce que celui de Jorge, squelettique, sur son lit. Je pense à Auschwitz, à ses cadavres et à ses cendres. La mort n'est pas un long fleuve tranquille.

La famille arrive dans la matinée. La mère de Jorge, celle de Roland pleurent. Elles se tiennent côte à côte dans le couloir et ne se regardent même pas. Je feins de les ignorer. Des malades m'appellent.

Chaque fois que je pénètre dans la chambre de Saadi, il me demande s'il va bientôt partir. Je le rassure. Bien sûr qu'il va rentrer chez lui! Et dans peu de temps! Apaisé, il consent à ingurgiter des tonnes de médicaments, des gélules de toutes les couleurs, vertes, bleues, roses, dont certaines sont destinées à le faire grossir. Le drame, c'est qu'il les vomit à peu près toutes et que, lorsque le moment du repas arrive, il n'a plus la force d'avaler quoi que ce soit.

J'ai l'impression que je maigris. Je n'ose me contempler dans une glace. Je me trouve blanche, cadavérique. Je n'ai que la peau sur les os. Ce n'est pas le sida. C'est la peur du sida.

Roland est venu chercher les affaires de Jorge que nous avions fourrées dans une valise. Peu de chose : deux ou trois pulls, quelques chemises, du linge de rechange. Une odeur persistante de tabac flotte dans sa chambre qu'un autre malade occupera dès demain. Il en aura plein les narines. De quoi vous dégoûter de fumer !

15 avril.

Thierry a surgi, dépenaillé, ce matin. Il a faim. Il a soif. Il est exténué. À bout de souffle. Et séropositif, bien sûr. Ce qu'il nous raconte, par bribes, tient du cauchemar : il vient d'être agressé à l'aube, dans le bois de Boulogne, par trois types en vadrouille qui l'ont « violé » tour à tour. Il est dans un état lamentable. Proche de l'évanouissement. Il nous supplie de l'hospitaliser. Il ne sait pas où aller. Il avait hérité un studio de sa mère, mais, il y a quelques mois, les autres copropriétaires de son immeuble lui avaient fait comprendre qu'il y était indésirable. Il n'y mettait donc plus les pieds. Et c'est chez nous, auprès de notre assistance sociale, qu'il venait chercher le refuge et le réconfort que l'on trouve à l'Armée du Salut.

Nous nous poussons du coude, Valérie et moi. Et puis, nous lui offrons un lit. Mais nous n'avons aucune illusion. Réchauffé, douché, malgré sa répugnance à se laver, ravitaillé, réconforté par nos soins, il piquera un somme réparateur, puis, à la tombée de la nuit, il repartira avec son jean effrangé, son tee-shirt noir de crasse, sa démarche chancelante.

Dans quel enfer va-t-il plonger ? Le même, certainement. Celui des aubes blafardes. Solitaire, dans cette ville qui n'en finit pas de dévorer ses victimes.

19 avril.

J'ai prévenu la mère de Pierre que les médecins avaient décidé d'interrompre tout traitement. D'abord, parce qu'il ne peut plus les supporter, surtout, parce qu'ils sont inefficaces. C'est moi qui suis chargée de lui suggérer, avec ménagement, qu'il peut rentrer chez lui. Proposition qu'il accueille mal. Il s'est habitué à mon accent chantant, à mes propos volontairement futiles. L'hôpital est peut-être une prison, celle-ci lui était douce. Et voilà que, par la grâce d'une infirmière, suppose-t-il, on le chasse. Il m'engueule. « Qu'est-ce que je vous ai fait ? Je vous répugne ? Je risque de vous contaminer ? » Sa mère le calme. « C'est pour ton bien ! » lui dit-elle, du ton que l'on emploie pour rassurer un enfant envoyé en pension.

Il continue à tempêter. Atterrée par sa réaction, je lui donne mon numéro de téléphone, je l'incite à m'appeler à n'importe quel moment du jour ou de la nuit. Jamais, jusqu'alors, je n'avais laissé un malade entrer, avec effraction, dans ma vie personnelle. Nous devons nous protéger, nous préserver de toute atteinte extérieure. Mais il y a là un cas de force majeure. Pierre, comme tous les sidéens, est un naufragé. Je lui ai tendu la main. Je ne le regrette pas. Il me sourit. C'est ma récompense.

3 mai.

Après être revenu quatre ou cinq fois en huit jours, Thierry avait disparu. Nous venons de recevoir cette lettre, en forme de poésie, qu'il a écrite d'une main malhabile : « *Mesdames, Messieurs – Pour vous ce petit poème, continuez à être tous aussi gentils – Dans ce matin d'hiver – Quand vos flacons de verre – Ballottaient tout mon sang – Moi qui étais au premier rang ne sachant que faire – Pour oublier ce terrible tourment – Mais sans que je ne puisse rien faire – Ce destin infaillible s'annonce lentement – Même si l'avenir me réserve ce triste sort – À vous mes amis je dis soyez forts – Et surtout merci.* » Sur quel terrain vague mourra-t-il, un soir de demi-brume ?

7 mai.

Je me suis attardée dans la chambre de Saadi. Il m'a raconté que, pendant la guerre contre l'Irak, les Iraniens achetaient en Afrique des produits sanguins destinés à leurs soldats blessés. « Si j'étais resté dans mon pays, je serais sans doute monté au front. En cas de blessure, j'aurais été transfusé et donc, peut-être, contaminé. On n'échappe pas à son destin. »

9

Les morts s'ajoutent aux morts. Nous sommes dépassés par les événements. Pour se donner le change, notre chef de clinique déborde d'activités diverses dont nous ignorons en quoi elles consistent. Notre surveillante ne surveille plus guère que sa pharmacie. Nous, les infirmières, nous avons le sentiment de n'être payées que pour constater l'ampleur du désastre. Nous pourrions aussi bien nous asseoir en cercle dans le réfectoire et nous mettre à tricoter des brassières pour les nouveau-nés nécessiteux sans que personne ne s'en aperçoive. Mais, sida ou maladie bénigne, l'adjectif « inutile » n'a pas de sens pour nous. Nous devons être utiles, même si nous ne servons qu'à mettre des perfusions illusoires, faire des piqûres dans le vide, prélever du sang qui ne recouvrera jamais sa pureté.

Aussi utiles qu'un pompier avec sa lance à incendie ? Ou pas plus qu'une contractuelle avec son carnet à souches ? Bonnes questions ! Allez donc les poser à ces braves gens qui détournent le regard lorsqu'un mendiant leur tend la main ou qu'une bande de *skinheads* agresse un beur. Ils pensent être de leur époque parce qu'ils jouent au quinté quatre fois par semaine, au loto sportif le samedi. Ils se disent pieux parce que, s'ils n'assistent pas à la messe du dimanche, ils la regardent sur Antenne 2. Qu'ils vont, quand ça leur chante, allumer un cierge à l'église pour que l'héritage de la grand-mère ne leur échappe pas. Ou, encore, qu'ils se rendent, chaque Toussaint, au cimetière qui les accueillera eux-mêmes un jour. Et ils prétendent être généreux, parce qu'ils projettent de figurer parmi les donateurs du Téléthon.

Le sida, ils s'en fichent. Et ils s'en ficheront tant qu'ils ne seront pas obligés de s'acquitter d'une taxe prélevée sur leur salaire et destinée à la recherche sur le virus. Ou – je ne le leur souhaite pas – que leurs propres enfants seront, à leur tour, touchés par le mal.

Alors, les infirmières, ils n'en ont rien à cirer, comme disait l'autre. N'avaient qu'à pas exercer un métier aussi peu gratifiant, ces connes qui se font sauter par les internes entre deux visites ou deux prises de sang. Des « connes » qu'ils ont applaudies, lorsqu'elles encombraient la chaussée pour réclamer leur dû. Ils leur criaient : « Bravo, les filles ! », tout en se demandant si elles portaient une petite culotte sous leur blouse blanche. Et, aussitôt le cortège passé, ils retournaient à leurs préoccupations quotidiennes et à leurs querelles de clocher.

Que les agriculteurs barrent les routes avec leurs tracteurs ou envahissent Paris avec leurs vaches et leurs porcs, que les conducteurs du métro décident de rester chez eux pendant vingt-quatre heures, voilà qui les dérange dans leur vie quotidienne. La grève des soignants, elle, ne troublera pas leur quiétude. Ils savent que, de toute façon, on veillera sur les malades.

Quant à nous, les infirmières du sida, nous ne nous faisons aucune illusion. Nous ne sommes pas encore prêtes à quitter notre trou à rats. Nous nous contentons de refaire le monde hospitalier. Pas à la façon des soignantes qui manifestent sur les boulevards. Leurs revendications sont les nôtres : salaires décents, horaires aménagés, reconnaissance de notre profession, de ses grandeurs comme de ses servitudes. Mais nous ne pouvons nous permettre de défiler avec nos compagnes. Le sida, c'est comme un train en folie dont la course s'accélère de plus en plus. Interdit de sauter en marche. Il y a des mourants à bord. Ils ne comprendraient pas que nous les abandonnions à leur sort pendant quelques heures, en piétinant derrière des banderoles qui exposent le malaise d'une corporation en détresse, d'une espèce en voie de disparition.

Certes, nous avons pensé – cela devient un leitmotiv – à nous réunir autour d'une table, à dresser, nous aussi, un catalogue de doléances... et elles sont nombreuses : salaires, horaires, et, surtout, reconnaissance de nos risques particuliers. À quoi bon ? Pas un instant, ceux qui nous gouvernent dans cet hôpital ne songent, par exemple, à nous proposer de prendre une journée de repos au lendemain de la mort d'un de nos patients. « Ce n'est pas vous qui êtes en deuil ! » a dit la surveillante-chef à Geneviève. Si ! Nous le sommes, justement, et c'est ce deuil que nous devons apprendre à gérer, puisque personne ne nous l'enseigne. Aucune réunion d'équipe. Nos surveillantes ne jugent pas opportun de nous autoriser à participer, le jeudi matin, au staff des médecins, ce qui nous permettrait de parler des malades, autrement que debout, dans le couloir, entre deux portes.

Cela me fait penser à l'histoire arabe que Saadi m'a racontée il y a quelques jours. Celle du patient qui dit avoir vu un crocodile chez lui. « Vous croyez l'avoir vu ! » répond le médecin. Et il lui prescrit des calmants. Une semaine plus tard, même scénario, même ordonnance.

Un mois passe. Le médecin, étonné de ne plus avoir de nouvelles de son client, se rend au domicile de celui-ci. Personne ! « Il est mort ! lui dit alors un voisin. Il a été mangé par un crocodile... »

Heureux les médecins qui n'ont pas vu et qui ont cru.

Geneviève s'est absentée pour une semaine. Arrêt-maladie.

22 mai.

Pierre, qui avait quitté l'hôpital il y a deux semaines, revient dans mon service pour une transfusion. Affaibli, presque méconnaissable, tant il a maigri, il m'invite à l'exposition de ses dernières œuvres qui aura lieu, courant juin, dans une galerie du VIe arrondissement. Je lui promets d'y faire une apparition. Il ajoute : « Vous verrez, ce sont mes plus belles toiles ! »

« Il n'en a plus pour très longtemps. Il n'a tenu que parce qu'il avait ses tableaux à achever. Il peut maintenant se laisser couler... » Guère optimiste, notre chef de clinique !

15 juin.

Je suis allée au vernissage. La mère et l'amie de Pierre sont là, habillées de noir. Leurs yeux sont secs. Ils n'ont plus de larmes. « Il était allé se réfugier chez des amis qui possèdent une propriété en Normandie, près de Dieppe, me dit la mère. Il est mort au milieu des arbres. » Parmi ses tableaux, il y en a trois qui représentent la Sainte-Victoire du temps qu'elle était encore verdoyante.

22 juin.

Saadi s'en va. On l'emmène sur un brancard. Avant de quitter sa chambre, il me dit : « Priez pour moi. Nous avons le même Dieu. » Dans le couloir, son père murmure : « Sa mère et moi, nous n'aimerions pas qu'il meure loin de nous. »

Je ne ferai plus sa toilette le matin. Je ne masserai plus son corps décharné, l'après-midi, pour lui éviter les escarres. Il ne me prendra plus fiévreusement la main pour me remercier de lui adoucir son séjour à l'hôpital. Il va me manquer.

7 juillet.

Je suis sortie avec Roland. Il m'a emmenée dans un club d'homosexuels situé à la Madeleine. Nous avons un peu dansé, un peu bu et beaucoup parlé de Jorge. Il manifeste quelque aigreur d'avoir été dépouillé de tous les objets familiers de son ami, sur lesquels il estimait avoir des droits. « Sa mère a tout enlevé de l'appartement, se plaint-il. Jusqu'à mes costumes. Jusqu'à mes slips. Il ne reste rien. »

Il ne m'a pas dit un mot de son état de santé. J'ai respecté sa discrétion. Je ne lui ai rien demandé. Nous avons décidé de nous revoir. Je remarque qu'il ne m'a pas donné son numéro de téléphone.

14 juillet.

Je travaille jusqu'à 20 heures. Il y a des entrants. Il y a des sortants. Pour l'instant, le couloir est vide. Mais grâce à Daniel, notre nouveau kiné, les malades ont obtenu la permission d'y faire quelques pas.

Ils ne verront pas le feu d'artifice. Leur ciel est uniformément gris.

10

2 août.

Nous sommes à Aix, où Sébastien a loué une maison pour la durée des vacances. De notre terrasse, nous voyons la Sainte-Victoire, désormais nue et sèche sous un soleil de plomb. J'essaie de ne pas penser à Pierre. Je n'y parviens pas. Les morts me hantent. L'hôpital me poursuit. Je ne peux leur échapper. Je me sens comme prise au piège.

Avant de quitter Paris, je suis allée chez un dermatologue pour qu'il me guérisse de cet eczéma qui me colle à la peau. Il m'a fait parler. Je lui ai dit que j'étais une infirmière du sida. Il m'a demandé s'il y avait un psychologue à l'hôpital. Je lui ai répondu que non. Il a hoché la tête. « Ce ne sont ni des pilules ni des pommades qui vous tireront d'affaire ! » m'a-t-il dit. Il m'a quand même tendu une ordonnance et m'a conseillé de profiter de mes vacances pour me détendre. « Faites du sport, a-t-il ajouté. Pendant ce temps, vous ne penserez pas à vos malades... » Je l'ai remercié.

7 août.

Il fait beau. Mon eczéma s'atténue. Mes angoisses aussi. De passage dans la région, Dorothée et son ami du moment ont passé quelques jours chez nous. De quoi avons-nous parlé ? De l'hôpital, bien sûr. Elle m'a raconté qu'un des malades lui avait reproché de partir en vacances. « Je ne serai peut-être pas là à votre retour », a-t-il dit. Et il a ajouté, mi-ironique, mi-amer : « Il est vrai que, moi, je suis perpétuellement en vacances. »

1er septembre. 12 heures.

Retour pénible. Je fais le tour du propriétaire en compagnie de Valérie : inventaire rendu indispensable par un mois d'absence. État des lieux : matériel intact, pas de nouveau protocole en vue. État des malades : feuilles de température en hausse, moral en baisse, kaposis et toxoplasmoses stationnaires.

Bref, rien de bien particulier, sinon qu'un malade, Patrick, s'est suicidé un matin, aussitôt après avoir avalé son petit déjeuner. Ce fonctionnaire âgé d'une quarantaine d'années et originaire, comme moi, du Sud-Ouest, avait été hospitalisé trois mois auparavant, pour une infection pulmonaire dont il avait décrété qu'il ne se remettrait pas. Il s'était vite rétabli. Mais ses tendances dépressives aggravaient les maux propres au sida qui se manifestaient, chez lui, par des fièvres épuisantes. Le drame est qu'il n'avait personne à qui se confier. Son patron, comme sa famille, ignoraient tout de son homosexualité et de sa maladie. Avec nous, il se laissait aller. Pour mettre ainsi fin à ses jours, il faut croire que nous n'étions pas assez attentifs à ses propos en forme de confessions, ou qu'il était au désespoir de n'avoir su tout avouer à son entourage.

Dès la nouvelle du décès de Patrick, son père était accouru. « Vous n'auriez jamais dû le quitter des yeux ! » avait-il lancé à l'interne, et il lui avait vivement reproché « sa légèreté et son inconséquence ».

L'hôpital n'est pas, que je sache, un quartier de haute surveillance.

Ce suicide semblerait confirmer l'idée reçue selon laquelle le désespoir ne peut qu'amener les sidéens à précipiter une issue dont la seule incertitude réside dans le jour où elle aura lieu. Pas un de nos malades, pourtant, n'avait jusqu'alors évoqué la perspective de se donner la mort.

Je me suis souvenu de ce que me disait Pierre lorsqu'il évoquait ses réactions à l'annonce de sa séropositivité. « J'avais décidé, comme Montherlant apprenant qu'il perdait irrémédiablement la vue, de ne pas assister, en spectateur privilégié, à mon propre trépas, d'interrompre moi-même le cours de mon existence. Et puis, le besoin de créer reprenant le dessus, je m'étais remis au travail, sans relâche, jour et nuit, habité par une créativité qui puisait ses sources dans le peu de temps que j'avais encore à passer sur cette terre. Je suis là, aujourd'hui, dans cet hôpital, plus miséreux que Job, plus las que le juif errant, et je ne regrette rien. Nous n'avons pas le droit d'être en avance au rendez-vous que le ciel nous a fixé. »

J'ai l'impression que, si j'avais le sida, j'avalerais trois tubes de barbituriques, pour ne pas faire de peine à mes parents, pour échapper aux commérages, pour ne lire, dans le regard des autres, ni chagrin ni sarcasme. Et, pour en finir plus vite, bien sûr.

Mais je n'ai pas le sida. Je ne suis pas dans la peau de ceux qui l'ont. Eux, ils se raccrochent à la vie. Parce qu'ils ont, malgré tout, l'espoir de guérir.

Peu nous importent les mœurs d'un patient, son casier judiciaire, la couleur de sa peau. Nous n'avons pas à le juger et nous ne le jugeons pas. Nous ne lui collons aucune étiquette sur le dos. Nous le respectons parce qu'il souffre. Nous l'écoutons parce que l'hôpital est le seul lieu où il puisse se montrer à visage découvert, exhiber ses plaies, parler, à voix haute, de ce que, ailleurs, il n'ose murmurer de peur que l'on ne se détourne de lui. Et qu'il ne se voie emmuré vivant dans un double silence, le sien et celui d'une société frileuse qui se drape dans sa dignité et ne se soucie que de sa respectabilité.

Cette mise à l'écart des sidéens et, même, des séropositifs s'applique aussi bien à ceux qui ont soi-disant péché qu'aux transfusés. Que les uns soient responsables de leur destin, et les autres victimes du silence coupable de certains médecins, que les premiers soient secrètement blâmés et les seconds publiquement plaints ne change rien à l'affaire. Ils sont tous bannis, tous proscrits comme l'étaient, jadis, les lépreux. Chez nous, ils bénéficient du droit d'asile et d'une charité qui n'a pas besoin d'être chrétienne pour leur donner un peu de cette chaleur qu'ils réclament à tous les échos.

« L'H.A.D. (l'hospitalisation à domicile), ça a ses avantages, dans la mesure où l'on se prépare à mourir dans son cadre familier, m'avait dit Jorge un jour. Mais, quand on est seul, on est livré à soi-même et, par conséquent, à des tas de pensées funèbres que l'on ne parvient pas à contrôler. – Roland était près de toi ! » lui avais-je fait remarquer. Il avait levé les yeux au ciel, puis, d'un ton las, avait répondu : « C'était moi qui étais obligé de le réconforter. Tandis qu'ici, je sais que je peux compter sur vous... Je suis accompagné. »

Accompagnement ! Un mot à la mode, depuis que le sida a fait son apparition à la surface de la terre. Nous ne sommes pas seulement des infirmières, nous sommes des accompagnatrices. Nous nous tenons sans arrêt au côté de nos malades, nous portons leurs bagages, en quelque sorte, nous les suivons pas à pas, jusqu'au terminus, dans ce voyage au bout duquel nous espérons qu'ils n'auront plus de larmes à verser. Beau rôle d'improvisation ! Nous inventons des mots, des paroles, des gestes et tout doit venir de notre cœur pour que ceux que nous accompagnons oublient qu'ils vont bientôt partir.

Je me demande si, nous aussi, nous n'avons pas besoin d'être accompagnées. Ces mots, ces paroles, ces gestes, j'ai conscience qu'ils n'ont rien de spontané. Nous ne sommes ni au théâtre ni au cinéma, mais dans la vie. Notre diction devrait être parfaite et nous bredouillons. Nous n'avons pas eu de professeurs pour nous enseigner un texte qui, du reste, n'est jamais le même. Nous n'avons pas de psychologues pour nous éclairer sur nous-mêmes et sur ce que les sidéens attendent réellement de nous. La psychologie est aussi en retard que la science sur ce mal qui nous guette tous, si nous n'y prenons garde. Geneviève, que son bon sens et son sang-froid ont amenée à se faire notre porte-parole, nous a suggéré de nous réunir pour aborder ce problème qui, pour notre direction, n'en est pas un.

18 septembre.

De quoi vous dégoûter de l'amour, le spectacle hallucinant que nous donne Jacques, un restaurateur des environs de la Bastille : ses jambes sont déformées par le kaposi qui s'est également attaqué à ses testicules. Ceux-ci sont énormes et violacés. Son humeur s'en ressent. Il est le premier malade à m'avoir fait pleurer, non de chagrin, mais de rage. Ce matin, il m'a littéralement injuriée parce que j'ai trop tardé à enlever sa perfusion. « Voilà des heures que je vous attends, m'a-t-il lancé. Vous vous fichez bien de vos patients. Je vais me plaindre à votre chef de service. » Menace qu'il n'a pas mise à exécution. Je n'en avais du reste plus rien à faire.

Sa mère lui rend visite tous les jours. Elle se bat contre la maladie de Jacques avec plus de courage que lui, et, à la voir si frêle, on ne devinerait pas qu'elle a de l'énergie et de l'espoir à revendre. Il la supporte mal. Au bout d'un quart d'heure, il la somme de « vider les lieux ». « Je déteste son regard de femme amoureuse, me dit-il. Elle s'imagine avoir des droits sur moi. Si je lui dois la vie, je n'ai pas à l'en remercier... Pour ce que le destin a fait de moi. »

Je sors de sa chambre. Sa mère sanglote dans le couloir.

23 septembre.

Journée de repos. J'ai traîné dans les rues, sans trop savoir où me conduisaient mes pas. Je suis entrée dans quelques boutiques de fringues. Rien ne convenait à mon humeur morose. J'avais envie de pleurer. Je me suis retenue. Je n'avais pas de mouchoir. Je n'aime pas les mouchoirs. Lorsque, Sébastien et moi, nous allons voir un film dramatique, il me donne le sien pour que je puisse sécher mes pleurs. Mais, là, je n'étais pas au cinéma. Je ravalais mes larmes. À l'intérieur de moi, elles débordaient.

Je me suis retrouvée, vers 18 heures, dans le quartier Montparnasse. Il y avait foule. Je me sentais seule comme je ne l'avais jamais été, même au temps où j'errais sur le cours Mirabeau, à Aix, dans l'espoir de trouver l'âme sœur qui consentît à me tendre une main secourable. Et puis, au coin de la rue de Rennes et de la rue Littré, j'ai aperçu un visage connu. Celui de Roland.

Dans un bar de la rue Vavin, il m'a annoncé qu'il était séropositif, qu'il allait se faire suivre à l'hôpital de jour. Il buvait son café à petites gorgées. Sa main tremblait. Je ne me suis livrée à aucun commentaire, je ne l'ai même pas réconforté.

Nous sommes restés quelques minutes sans dire un mot. Apparemment, les consommateurs de la table voisine n'avaient rien entendu de notre conversation. Ils parlaient avec gravité de football, comme si le destin du monde en dépendait. Nous nous sommes promis de nous revoir, sans faire allusion à l'endroit où nous nous rencontrerions.

Je suis rentrée à la maison. Sébastien écrivait. Je lui ai dit que j'avais rencontré Roland, que celui-ci allait mal. Il m'a plainte. Il avait compris que c'était moi qui étais à plaindre, parce que ça ne servait plus à rien de plaindre Roland. Je me suis allongée sur un des canapés et je me suis, une fois de plus, mise à pleurer. Dans l'immeuble d'en face, quelqu'un jouait du piano. C'était du Mozart. « Heureusement qu'il y a Mozart! » s'écrie Sébastien, chaque fois qu'il entend Wolfgang Amadeus.

Mozart, aujourd'hui, je m'en fichais.

12 octobre.

Jacques n'est plus. La semaine dernière, il m'avait fait promettre d'aller dîner dans son restaurant : « Il y a, m'avait-il dit, des rideaux à petits carreaux aux fenêtres, une dizaine de tables recouvertes de nappes rouges. Le vendredi soir, un accordéoniste accompagne une chanteuse réaliste qui pousse la goualante. Elle connaît par cœur le répertoire de Piaf. Les clients reprennent en chœur " Je ne regrette rien ". C'était ma chanson favorite... Moi non plus, je ne regrette rien. »

1er novembre.

Nous avons appris que Saadi était mort. C'est son père qui est venu nous annoncer la nouvelle. Il nous a demandé de prier pour lui, parce qu'il pensait que ses prières ne suffisaient pas. J'irai, ce soir, mettre un cierge à sa mémoire.

11

12 novembre. 10 heures.

Nous venons de recevoir Martine et Jérôme. Dans le couloir, notre voix n'est plus, désormais, qu'un murmure. Nous avons du chagrin. Pour eux comme pour nous.

Je n'avais fait leur connaissance qu'il y a un an, presque jour pour jour. C'étaient des habitués du rez-de-chaussée. Tous deux séropositifs, ils venaient, chaque trimestre, effectuer un bilan qui ne variait pas : le virus était assoupi. Et puis, un matin, Martine était arrivée dans un fauteuil roulant. Elle avait une forte fièvre et de violents maux de tête. L'examen neurologique qu'elle venait de subir laissait supposer qu'elle avait une toxoplasmose. Le scanner confirmait ce diagnostic.

Un mois plus tard, après un traitement intensif, Martine allait mieux. Ses lésions cérébrales avaient régressé. Elle pouvait quitter l'hôpital. Jérôme, tout heureux, était venu la chercher. Elle était partie avec, sous le bras, l'ours en peluche qu'il lui avait offert « pour qu'elle se sente un peu moins seule la nuit ».

Nous ne les avions pas revus au premier étage. Nous espérions ne pas les revoir. Tout au moins, pas dans cet état : aujourd'hui, elle est atteinte d'une méningite, lui d'une toxoplasmose cérébrale.

Elle a vingt-huit ans, il en a quarante. Ils sont originaires du Médoc. Ils s'étaient mariés en 1982, « pour le meilleur et pour le pire ». Le pire était arrivé en 1986, lorsque Martine, qui était enceinte, avait décidé, sur les conseils de son médecin, de se soumettre au test H.I.V. Elle était séropositive. Jérôme aussi. Pas question d'avoir un enfant.

Pas question, non plus, de se faire suivre à Bordeaux. Les parents de Martine possédaient quelques arpents de vignoble du côté de Pauillac, Jérôme était commandant de bord à Air France. La bonne société du coin, dont ils faisaient partie, eût tôt fait d'être au courant de leur drame, de les exclure de son cercle provincial et retardataire. On aurait jasé derrière les volets clos. Dans la rue, on les aurait montrés du doigt. C'est donc à Paris, où ils possédaient un pied-à-terre, qu'ils venaient périodiquement consulter.

Ils sont là, aujourd'hui. Un enfant aurait consacré leur union. Le virus l'a cimentée. Jérôme et Martine ne se sont pas penchés sur leur passé respectif pour savoir lequel des deux avait contaminé l'autre. « Ce qui est fait est fait. Nous n'avons pas de temps à perdre dans des déchirements inutiles. Nous devons nous serrer l'un contre l'autre et vivre le plus longtemps et du mieux possible ! » m'avait dit Jérôme, l'an dernier.

15 novembre.

Si les deux pigeons s'aiment toujours d'amour tendre, ils ne partagent pas la même cage. Ils font chambre à part. Avec interdiction d'en sortir. Nous servons de messagères, mais je suppose que, dans notre bouche, les phrases sont vides de sens. Sur quel ton faire comprendre à Martine que Jérôme se languit d'elle, à Jérôme que Martine rêve de dormir contre lui, une petite nuit, une courte nuit ?

Notre chef de service souhaiterait les éloigner davantage l'un de l'autre. Nous lui expliquons posément que ce serait aggraver leur maladie. Il hausse les épaules et s'éloigne en hochant la tête. Je suppose qu'il reviendra à la charge demain. Et après-demain. Nous résisterons.

Les hôpitaux ne font pas de sentiment. Ce sont des monstres froids. Nous ne serions pas là, je me demande ce qu'il adviendrait de nos malades. Peu importe ce qu'ils ont fait de leur vie. Sommes-nous tous égaux devant la mort ?

12

22 novembre.

Notre service affiche complet. Plus une chambre disponible. Derrière les portes closes, des sidéens, uniquement. Effondrés, après des mois, sinon des années, de séropositivité, de se retrouver là, du jour au lendemain, grabataires.

Maurice, par exemple. Il est arrivé il y a environ deux semaines. Pas beau, mais l'a-t-il jamais été ? À trente-trois ans, il en paraît cinquante, lui qui avait beaucoup investi sur un physique avantageux : haltères, gymnastique, natation, il cultivait littéralement son corps. Du muscle, il lui en reste, bien que très relâché. Mais il a la tête vide, Maurice et, ce que l'on comprend sans peine, étant donné son état, aucune volonté face au sida, mot qu'il ne prononce jamais.

Il est rongé par des diarrhées incessantes qui, inexorablement, dessèchent son corps. Il fond à vue d'œil. On voit ses os apparaître sous une peau transparente. Nous lui administrons, sans succès, tous les médicaments dont nous disposons. Les diarrhées persistent. Pis, elles redoublent.

Nous utilisons alors un protocole – produit à l'essai, donc pas encore commercialisé. Geneviève en a la charge, une charge que je pourrais qualifier de matérielle : il s'agit de peser chaque jour les déjections du malade pour évaluer l'efficacité du traitement. La veille de partir en vacances, elle me transmet le relais. « Je te souhaite bonne chance, dit-elle, avec apitoiement. Moi, je n'arrêtais pas de dégueuler... »

Je me suis donc attelée à cette tâche véritablement surhumaine. Chaque matin, je confiais à Maurice de grands pots qui avaient contenu de la crème fraîche. Il les remplissait. Je les pesais. Après quoi, j'allais vomir, tant j'avais le cœur soulevé. Une semaine après, le poids des pots de crème fraîche n'avait pas varié d'un gramme. Les médecins décidaient de poursuivre l'expérience et, par conséquent, la pesée.

J'ai informé mon chef de clinique que j'en avais assez d'assumer cette besogne. Il m'a regardée en souriant. « Il faudrait pourtant continuer ! – Non ! Je n'en peux plus. Le labo qui t'a donné ce protocole n'a qu'à s'en occuper lui-même. » Ils l'ont finalement abandonné, leur protocole.

En compagnie de Dorothée, j'ai donc continué à changer les draps de Maurice, lorsque les diarrhées le reprenaient, ce qui lui arrivait plusieurs fois par jour.

Il en profitait pour me raconter, de long en large, sa vie de nomade. Il était voyageur de commerce. D'un bout à l'autre de l'année, il sillonnait les départements bretons à bord d'une vieille bagnole qui paraissait sortir d'usine tant il la bichonnait. Il représentait depuis dix ans une marque de spiritueux au renom international. Dès qu'il arrivait dans une ville, son premier soin, après avoir déposé ses bagages à l'hôtel, était de se rendre à la gare, connue pour être le terrain de chasse favori des prostitués locaux. Il offrait à son ami de rencontre le couvert, quelques billets de cent francs et son lit. Amours de passage « non protégées » qui ne pouvaient que déboucher sur le sida.

Il m'a dit n'avoir ni regrets ni remords. J'ai des doutes sur sa sincérité.

1er janvier 1991.

Souhaiter la bonne année à des malades, leur présenter nos meilleurs vœux de guérison et de bonheur, rien de plus normal. Mais aux porteurs du virus ? Vous nous imaginez entrant, en délégation, dans leur chambre, les bras chargés de fleurs, le sourire aux lèvres et le baiser chaleureux, afin de leur prouver que nous tenons à eux, qu'en tout cas, à défaut d'une belle vie, nous prions pour qu'ils aient une belle mort ? Comment réagiraient-ils ? Bien, peut-être ! Ils s'accrocheraient à nos vœux comme des naufragés à leur radeau.

En cette matinée qui est douce à ceux que le bonheur consent à effleurer d'un doigt plus ou moins léger, je m'aperçois, en effet, que nos « pensionnaires » attendent avec impatience les « Bonne année ! Bonne santé ! » résolument enfouis au fond de nous. C'est une façon, pour eux, de se dire qu'ils ont encore douze mois, au moins, à vivre, que le ciel se débarrassera bientôt de ses nuages, que l'été succédera au printemps et l'automne à l'été. Et qu'ils assisteront, chaque aube, au lever du soleil, sans se dire que cette journée sera la dernière qu'ils passeront sur une terre devenue inhospitalière pour eux.

Un malade m'a mis le nez devant ce qui aurait dû être une évidence. Il m'a tendu une boîte de chocolats et s'est joyeusement écrié : « Meilleurs vœux! » Sur l'instant, je suis restée sans voix. J'ai dit « Merci! » sans rien oser ajouter. Je suis ensuite allée de chambre en chambre et, là, j'ai claironné un allègre « Bonne Année! » qui, à mon grand étonnement, a paru ne surprendre personne.

Maurice, remis sur pied, grâce à je ne sais plus quel traitement – il s'apprête à quitter l'hôpital –, m'a expliqué ce que ressentaient la plupart des sidéens en une telle circonstance : « Vous abstenir de nous présenter vos vœux équivaut à ne pas oser engueuler, sous peine d'être taxé de racisme, un Noir ou un Arabe qui vous a bousculé dans la rue. Sans vous en rendre compte, vous aussi, vous nous mettez au ban de la société en vous taisant en ce début d'année. Bien sûr que nous n'avons plus d'illusions, que nous nous savons en sursis. Mais ce n'est pas votre problème. Vous devez jouer le jeu, respecter les usages, ne pas vous mettre à notre place en préjugeant nos réactions. » Je l'ai regardé, interloquée. J'ai dit qu'il avait la tête vide. Je me trompais. Ou bien le sida l'a-t-il remplie...

18 janvier.

Deux mètres, la largeur du couloir, séparent la chambre de Martine de celle de Jérôme. Malgré son immense lassitude, il nous demande la permission de franchir ces deux mètres qui représenteraient pour lui un véritable parcours du combattant, si la perspective de voir sa femme, quelques minutes à peine, ne valait de braver tous les obstacles. Étrangement, la direction accepte de fermer les yeux sur cette libéralité qui risque pourtant d'en amener d'autres.

25 janvier.

Martine va mieux. Grâce aux pressions que nous avons exercées sur notre chef de service, elle a reçu l'autorisation – exceptionnelle – de passer le week-end chez sa belle-mère qui habite Paris. Week-end apparemment bien rempli : elle nous revient ce matin les cheveux courts et, à la main, un filet contenant du saumon fumé et une bouteille de sancerre que, pour une fois, ils dégusteront ensemble, dans la chambre de Martine. Les délices du palais remplacent, pour eux, les plaisirs du sexe. Ils s'en contentent. Ils ne cherchent toujours pas à savoir lequel a contaminé l'autre, et dans quelles circonstances. Ils s'aiment comme on aime à quinze ans, avec l'impression d'être seuls au monde. Même dans le malheur, ils donnent l'image du bonheur. Ils s'accrochent désespérément à la vie. Jusqu'à quand ?

12 mars.

Huit jours, déjà, que René a débarqué dans notre service. Il est maigre, comme tous ses semblables. Le regard fiévreux. Et une toxoplasmose. Il a trente-neuf ans. Il est comédien. De quoi émoustiller les soignantes du service, Valérie, Geneviève, Monique, une Antillaise qui travaille avec nous depuis peu, et Dorothée, surtout. Elle, elle est du genre fontaine lumineuse. Avec Pierre, elle se voyait manier des pinceaux, avec René, elle rêve de monter sur les planches. Dans des rôles tragiques : elle a la larme facile et des yeux de chien battu.

René m'a adoptée. Nous venons tous les deux du Sud-Ouest. La seule différence est que j'ai gardé mon accent et que lui, métier oblige, a perdu le sien.

Il parle beaucoup. Il parle bien. Les mots lui viennent, comme s'il les avait appris par cœur... et longuement répétés. « Je quitte le théâtre sur un four. Je ne viendrai pas saluer des spectateurs à qui j'ai tout donné et qui n'ont jamais été avares de leurs applaudissements. Et ce n'est pas un rideau rouge, mais un rideau noir, qui tombera sur le décor de ma mort... Il y a un mois à peine, je jouais à Bruxelles. Je ne pensais pas à mon virus lorsque j'entrais en scène. Mes personnages n'avaient pas le sida, je ne l'avais donc pas, en tout cas pas jusqu'à ce que les lumières se soient éteintes dans la salle. Ensuite, tout recommençait. Quant au rôle que j'interprète aujourd'hui, j'ai eu le temps de l'apprendre : cinq ans que j'ai été déclaré positif, un an que le travail de sape a débuté. J'ai pourtant comme des trous de mémoire. Le trac, sans doute. Je suis alors contraint d'improviser. D'autant que je n'ai personne pour me donner la réplique : mon spectacle est un *one man'show.* »

Il ne se passe pas de jour sans que sa mère ne vienne le voir. Elle ne sait manifestement pas de quoi il souffre et, à la demande de René, nous ne lui donnons aucune précision, sinon qu'il a peu de chances de s'en sortir. Elle hoche la tête et ne dit pas un mot. Lorsque l'ami de son fils arrive, elle l'accueille chaleureusement. Elle ignore la nature de leurs relations et, je présume, en quoi consiste l'homosexualité. C'est une femme de la campagne comme j'en ai tant vues dans mon enfance. Je l'imagine vêtue d'une blouse noire à rayures grises, vaquant toute la journée à ses besognes ménagères qu'elle interrompt le soir pour s'installer devant la télévision.

Touchant tableau que celui de ces trois êtres, l'un veillé par les deux autres qui communient dans la même peine. Cette tendresse prolonge certainement les jours de René. « Ce sont des rappels, prétend-il. Je n'ai pas le droit de m'y dérober. » Il est en représentation. Et son public, même réduit à deux inconditionnels, est là, pour rire avec lui lorsqu'il se livre à un effet comique et, plus souvent – au vaudeville, il préférait la tragédie – pour vibrer à ses accents dramatiques. « Je n'ai qu'un regret, m'a-t-il dit hier, c'est de ne pas avoir joué *Huis-clos*. Encore qu'à mon avis, Sartre se soit trompé sur toute la ligne : l'enfer, ce n'est pas les autres, mais nous, et nous seuls. »

13 mars.

Je suis tranquillement installée à la cantine pour un bref repas. Dorothée surgit, échevelée, le masque tragique. « Viens vite ! me lance-t-elle. – Que se passe-t-il ? Il y a le feu ? » Elle reprend son souffle. « Non ! C'est Martine ! » Pas la peine de me faire un dessin. J'ai compris. J'abandonne là ma blanquette de veau et je me précipite à l'étage. Je trouve la mère de Jérôme, flanquée de celle de Martine, en pleurs, dans le couloir. Je fais irruption dans la chambre de la jeune femme. Geneviève y est déjà. Mais il est trop tard : toute réanimation sera inutile.

Nous sommes toutes effondrées, incapables de dire un mot. Notre surveillante, apparemment imperturbable, continue, elle, de s'activer. Elle nettoie déjà le matériel et le désinfecte. La vie continue, si je puis me permettre cette expression : la chambre ne restera pas longtemps vide. Histoire de nous calmer les nerfs, nous fumons une cigarette avec notre chef de clinique. Il n'empêche que je m'en veux de ne pas avoir été là, lorsque Martine a donné les premiers signes de faiblesse, tout en sachant que je n'aurais pu la sauver.

Il faut maintenant penser à Jérôme qui, depuis deux ou trois jours, rechigne à prendre ses antibiotiques, seul remède à sa toxoplasmose. Sur les conseils des médecins, nous décidons de ne pas le prévenir immédiatement de la mort de Martine. Nous nous contentons, pour l'instant, de l'informer qu'elle a été transférée en réanimation, ce qui atténue le choc lorsque, trois heures après, nous lui annonçons, avec ménagement, que Martine n'est plus. Il ne la verra qu'à la mise en bière. Celle-ci aura lieu demain.

14 mars. 7 h 45.

J'ai décidé d'accompagner Jérôme à la salle de présentation. C'est la première fois et, je l'espère, la dernière, que j'y mettrai les pieds. Mes collègues ont déjà assisté à cette cérémonie funèbre, moi, je m'y refuse, et pas seulement parce que notre chef de clinique nous déconseille de nous y rendre. « Protégez-vous le plus possible! », nous dit-il souvent. Il a raison. Mais Jérôme a besoin de moi.

L'infirmière de nuit me dit qu'il n'a pas dormi, qu'il a refusé avec véhémence de prendre ses pilules. J'entre dans sa chambre. Il me jette un regard désespéré. « Je ne la verrai plus jamais! » balbutie-t-il. Je me contente de lui répondre : « Pensez avant tout à vous. » Phrase idiote, mais qu'aurais-je pu trouver d'autre à lui répondre ?

Je l'aide à se laver, à s'habiller. Je l'installe dans sa chaise roulante, car le déficit de ses membres inférieurs est tel qu'il peut à peine marcher. Et nous nous acheminons vers la salle où nous retrouvons toute la famille, ainsi que quelques amis arrivés de Bordeaux, devant le cercueil. Jérôme sanglote. Il se tourne vers nous. « N'est-ce pas qu'elle est belle! »

Sa mère a décidé de l'emmener avec elle. Les médecins ont beau essayer de l'en dissuader, ils n'y parviennent pas. Jérôme et elle partiront sans se retourner, anéantis par le chagrin.

Il ne faut pas se faire d'illusions sur son état. Il est inconsolable. Il ne résistera plus à la maladie. Il rejoindra sans doute Martine dans peu de temps. Je me demande si nous serons avertis de son décès.

19 mars.

Maurice était parti chez ses parents, à qui il n'avait dévoilé son homosexualité et la nature de sa maladie que le lendemain de son hospitalisation. Il nous était revenu, il y a huit jours, dans un état déplorable. Vers 5 heures du matin, l'infirmière de nuit est allée le voir. Il était mort. Elle a immédiatement averti la famille de son décès. Père, mère et sœur sont arrivés une heure plus tard. Ils ne sont restés que quelques minutes, puis ils se sont éclipsés, sur la pointe des pieds. Je ne les ai jamais revus.

Maurice était mort dans la solitude. Il aura été seul à la morgue.

Il avait infligé un suprême camouflet aux siens en les priant de le faire incinérer. L'enterrement a dû avoir pour eux un goût de cendres. À la condition qu'ils y aient été présents.

13

J'ai maigri. Je suis couverte de boutons. Bravo, la jeune fille en fleur. Elle se décompose. Elle se fane sur sa tige. Elle a perdu le nord. Elle a égaré sa boussole. Mes cauchemars se confondent avec la réalité. Ils sont devenus plausibles au point que, lorsque je me réveille, j'ai la certitude qu'ils continuent. Que c'est la même Françoise B. qui, après avoir lutté à mains nues contre une flopée de monstres, va les affronter en plein jour. Je dis à Sébastien : « Je vais devenir folle! » et, dans les moments de crise aiguë : « Je deviens folle! » Il me répond : « Si tu étais folle, tu n'aurais pas peur de l'être, ou de le devenir. » Je sais, moi, que je ne tourne plus tout à fait rond.

Je n'ai pas le courage de prendre une feuille de papier blanc, d'y dresser un bilan au terme duquel je m'apercevrais que la seule solution consisterait à fuir l'hôpital, sinon Paris. Cette fuite serait prématurée. Je n'ai pas encore fait le tour de la question.

12 avril.

En dehors des impératifs médicaux, pas une de mes collègues ne me dispute le privilège de faire de fréquentes visites à René. Insolite, cette affection que les infirmières du sida portent à leurs patients et qui est comparable à celle que l'on éprouve pour les enfants hospitalisés dans les secteurs de médecine infantile. Telle une mère, une sœur ou une fille, nous sommes aussi peu avares pour eux de nos soins que de nos attentions. René s'est abandonné à ces attentions sans la moindre réticence. J'en suis fière. Trop, sans doute. Je vais tomber de haut.

Pour la deuxième fois en une heure, je pénètre dans sa chambre. Il est recroquevillé sur lui-même. Il a le visage tourné vers la fenêtre, le regard dans le vide. Il gémit. Je m'aperçois qu'il respire avec difficulté : des mucosités lui remontent jusqu'aux lèvres, obstruant ses voix aériennes. Il faut immédiatement les aspirer pour éviter l'étouffement. Lorsque j'approche la sonde de ses narines, les larmes lui perlent au coin des yeux. Je les essuie. Puis je lui explique doucement : « C'est le seul moyen de vous sauver de l'asphyxie. N'ayez pas peur... » Il acquiesce d'un signe de tête. Il se laisse faire. Mais, moi, je sais qu'il en est à son ultime souffle.

Je sors dans le couloir. Sa mère est là. Son ami aussi. Silencieux. Oppressés. Je les avertis que René n'en a plus pour longtemps à vivre. Elle se précipite dans la chambre. Elle prend la main de celui qui n'a jamais cessé d'être son « petit », elle la couvre de baisers. « Tu ne vas pas me quitter ? » sanglote-t-elle.

Il est déjà parti. Là-haut, les trois coups ont retenti. Il s'est précipité en pleine lumière pour dire un texte que seuls les anges pouvaient lui avoir écrit. Nous, nous restons là, les bras ballants, la gorge sèche, devant une scène vide.

3 mai.

Je suis fatiguée. Fatiguée de voir défiler ce long cortège de morts vivants. Une armée de soldats en déroute dont on se demande où ils puisent leurs forces. Ils envoient des signaux de détresse. Nous les captons. Bien qu'aguerries par tant de mois d'hôpital, nous ne restons pas insensibles à leurs appels. Au point, même, de leur souhaiter la seule délivrance qui puisse leur être octroyée : la mort.

Victor, un malade qui a été transféré du rez-de-chaussée à notre étage, n'en finit pas d'agoniser. Perpétuelles allées et venues entre ciel et terre. Toute la nuit, j'ai pensé à lui. Ce matin, dans le métro, une prière m'est venue aux lèvres. J'ai supplié Dieu de le sauver d'une vie qui n'est plus que douleurs.

Ces douleurs, certes, nous faisons tout pour les calmer. Mais allez suggérer à certains médecins ou surveillantes, qui confondent simple soulagement des souffrances et euthanasie, de doubler les doses de morphine. Ils ne veulent pas en entendre parler. Un weekend, ils ont même prétexté une soi-disant rupture des stocks de calmants, pour ne pas avoir à nous en fournir. Leur conscience était en repos. Le reste leur importait peu.

Lorsque je suis arrivée, un peu avant 8 heures, à l'hôpital, la première question que j'ai posée à Valérie a été : « Comment va-t-il ? Il est toujours là ? » Elle a tout de suite deviné de qui je parlais. « Bien sûr, qu'il est là ! » m'a-t-elle répondu, en haussant négligemment les épaules. Puis elle m'a regardée. Et, prise soudain de doutes, elle s'est précipitée dans la chambre de Victor. Elle en est aussitôt ressortie, le visage rouge d'émotion. « Il est mort ! »

« Il est mort ! » Ces trois mots sont devenus banals pour nous. Mais nous ne les prononçons jamais sans tristesse ni découragement.

Après avoir téléphoné à sa mère, qui a décroché à la première sonnerie comme si elle guettait notre appel, Valérie et moi avons habillé Victor du costume gris, de la chemise de soie et de la cravate noire qu'il avait préparés lui-même à cette intention.

Ses traits ont recouvré toute leur sérénité. Un de ses amis – je crois qu'il vivait avec lui – a déposé un superbe bouquet de fleurs entre ses mains. Tout le monde pleure. Mes larmes ne sont pas celles de la tristesse, mais celles du soulagement.

Je ne me sens coupable ni devant Dieu ni devant les hommes. J'ai la conscience tranquille. Je n'ai été inspirée que par la compassion. Que les bonnes âmes, toujours promptes, au nom de je ne sais quelle morale, à prôner l'acharnement thérapeutique, se rassurent : nous n'avons jamais « aidé » un malade à mourir, même s'il réclamait les piqûres de la délivrance. Le message que j'avais pu lire dans les yeux de René, le jour de sa mort, était clair : « Finissez-en ! Je suis à bout ! » Mais nous n'avons certainement pas le droit de hâter ce que

Maxime, comme Pierre, appelait « le grand rendez-vous ». Et il ajoutait : « L'exactitude n'est pas seulement la politesse des rois, elle est également celle des petites gens. On ne m'attend pas encore là-haut. J'arriverai lorsqu'il sera temps... Ce n'est pas parce que ce temps m'est compté que je devancerai l'appel ! »

Si j'ai souhaité que Victor meure enfin, ce n'est que dans le secret de mon cœur. Pas une de mes collègues ne me désapprouverait. Je me demande si, elles aussi, elles n'y sont pas allées de leur petite prière.

4 mai.

Prises de sang à jet continu. Dracula doit se faire du souci pour son avenir. J'espère pour lui qu'il est immunisé contre le virus.

6 mai.

M. Martin est désespéré. Il vient d'apprendre qu'un jeune toxico, Sylvain, qui était soumis au même protocole que lui, venait de mourir. « C'est moi qui devrais être à sa place ! » murmure-t-il.

Lui, il a cinquante-cinq ans, un sida à épisodes et une bonne humeur inaltérable, mais à laquelle nous sommes allergiques. À force de séjours dans notre service – et dans d'autres –, il se comporte comme en terrain conquis. Bureaux, buanderie, cuisine – c'est tout juste s'il ne trempe pas son doigt dans les casseroles pour goûter les sauces –, pas un coin de l'hôpital qu'il n'ait exploré. Il appelle les secrétaires et les ambulanciers par leur prénom, téléphone à tout bout de champ et colporte des ragots qui n'ont aucun intérêt.

Avec sa veste verte et son pantalon blanc, il a l'air de sortir d'une gravure de mode des années 1930. C'est probablement dans cette tenue voyante qu'il draguait à Chamonix, où il travaillait en hiver, ou, les mois d'été, à la piscine Deligny, fourmillante de jeunes gens désœuvrés. Il est seul. À soixante-seize ans, sa mère, qui, atteinte d'une cataracte, ne franchit guère les grilles de la luxueuse propriété qu'elle possède près de la frontière suisse, ne lui a jamais témoigné qu'une affection mitigée. Il en a souffert durant toute l'enfance. Les années ont passé. Le chagrin demeure.

22 mai.

La mort de Sylvain avait, sans aucun doute, marqué M. Martin. Je l'ai trouvé ce matin, les yeux hagards, le front brûlant, dans son lit. Je lui ai pris le pouls. Il battait faiblement. J'ai appelé l'interne. Il a hoché la tête. « Un de plus ! » m'a-t-il dit, désenchanté, dans le couloir.

23 mai.

La mère de M. Martin a consenti à quitter sa propriété pour se recueillir sur la dépouille de son fils.

Elle nous parle surtout de sa cataracte et de la hausse des impôts.

26 mai.

Roland est hospitalisé pour une pneumocystose. Il respire avec difficulté. Il tousse beaucoup. Il ressent de violentes douleurs dorsales. Sa radio, effectivement, n'est pas fameuse : elle montre une ombre, assez étendue, à son poumon gauche. Nous sommes obligés de l'hospitaliser.

Coïncidence fâcheuse, nous ne disposons que de la chambre occupée par Jorge l'an dernier. « Je vais pouvoir m'endormir avec lui ! » dit Roland.

Une perspective qui n'a pas l'air de le réjouir.

8 juin.

La loi des séries a encore frappé. En moins d'une semaine, nous avons été trois infirmières à nous piquer avec une aiguille. Moi, tout d'abord. Puis Valérie. Puis Catherine, une infirmière du rez-de-chaussée. Nous avons défilé à la Médecine du travail. Valérie a accepté de prendre de l'A.Z.T., à titre préventif. Et, toutes les trois, nous avons passé un test H.I.V. Inutile de décrire les longs moments d'angoisse que nous allons vivre.

14

12 juin. 8 heures.

Nous dînons ce soir dans un restaurant vietnamien du Quartier latin. Nous serons six. Trois infirmières de jour, Valérie, Geneviève et moi, deux aides-soignantes, Dorothée et Monique, et Daniel, le kiné, que nous croisons, selon notre horaire, dans le couloir du premier étage, au réfectoire, ou dans le petit bureau où nous prenons de vagues instants de repos. Repos haché par des coups de sonnette impérieux qui nous font toujours craindre le pire. Seul sujet de conversation, les malades. Ils nous prennent tout notre temps, nous bouffent notre énergie, nous usent les nerfs, mais c'est ainsi, et nous ne regrettons rien. Ce n'est pas notre conscience professionnelle qui est en cause, c'est notre conscience, tout simplement.

Nous devons cette soirée à Geneviève. Notre repas doit, à son avis, précéder une conversation avec la direction sur nos propres problèmes et sur le secours psychologique dont nous avons besoin, au même titre que les sidéens avec qui, par la force des choses, nous faisons cause commune. La notion d'équipe existe entre nous, mais ni chef de service, ni chef de clinique, ni internes, ni surveillante ne paraissent se préoccuper de notre sort. Dans l'état actuel de la science, la survie morale des patients dépend de nous. Pas un d'entre eux ne songe à réclamer l'assistance de la religion, même lorsqu'il est au plus mal.

Un prêtre vient bien, de temps en temps, s'enquérir de leurs besoins spirituels : un vieil abbé sans âge, desséché et tremblotant, qui, manifestement, ignore tout du sida, sinon de l'amour. Mais son influence est quasiment nulle. Ils ne lui prêtent pas la moindre attention. « Oui, mon père ! Bien, mon père ! » murmurent-ils de temps à autre, pour ne pas le froisser. L'abbé une fois parti, ils nous appellent. « Nous préférons parler de la pluie et du beau temps, et surtout pas des fautes que nous aurions commises, ni de ce qui nous attend là-haut », disent-ils.

En fait, ce sont nous, les infirmières, et, surtout, Daniel, qui leur servons de confesseurs, qui recueillons leurs derniers propos, à défaut de leurs dernières volontés.

Nous ne sommes pas des intermédiaires entre Dieu et les sidéens, nous nous contentons de tendre l'oreille et de fournir des réponses dont j'ignore si elles nous sont inspirées par le ciel.

12 juin. 20 h 30.

Nous voici tous les six, autour d'une table ovale. Pas très joyeuses, car notre journée a été rude. Deux morts de plus à l'hôpital, l'un au rez-de-chaussée, l'autre dans notre service. La menace du sida qui plane sur nous, à la suite de notre accident de travail. Nous sommes encore sous le choc : normal que la conversation tarde à démarrer.

Et puis, c'est tellement rare que nous nous retrouvions ensemble, « en civil », dépouillées de nos blouses blanches qui, à la longue, nous collent à la peau. Nous sommes, il faut se rendre à l'évidence, des étrangères les unes pour les autres. Parce que nous venons d'horizons différents. Parce qu'en dehors de notre travail, qui certes nous rapproche, nous ne menons pas la même vie.

Certaines sont seules, moi, j'ai la chance d'avoir quelqu'un, le soir, qui me sert d'enregistreur-répondeur, qui me permet de vider mon sac... et Dieu sait si celui-ci est plein à ras bords. Sébastien est là, fragile et solide en même temps. Fragile pour lui, solide pour moi. Sa présence me rassure. Elle m'aide à crever mes abcès, à vaincre mes terreurs ou, tout au moins, à les surmonter.

Si j'étale ainsi mes sentiments, ce n'est pas par exhibitionnisme, mais pour que l'on comprenne bien à quel point nous sommes sur la crête des vagues. J'ignore comment les autres hôpitaux traitent leurs infirmières du sida, mais, dans le nôtre, nous constatons qu'elles sont corvéables à merci. Soignantes, accompagnatrices, laveuses de parquets, que sais-je encore, nous n'avons droit, pour toutes ces besognes auxquelles les circonstances nous contraignent, à aucun remerciement, à aucune considération, à aucune reconnaissance.

Lorsque nous croisons notre chef de clinique dans le couloir, il nous adresse un sourire complice, une parole d'encouragement, mais ce sourire, cette parole ne sont que la preuve de son impuissance. « Je ne peux rien pour vous ! » semble-t-il nous dire. Cette atmosphère délétère explique que, l'une après l'autre, nous craquions toutes. Nous ne nous faisons pourtant aucune illusion. Nous ne sommes pas encore prêtes à chercher fortune ailleurs.

Nos potages aux nids d'hirondelle terminés, Geneviève profite de la pause pour passer enfin à l'ordre du jour. En peu de mots, elle décrit notre situation face à l'hôpital, face aux malades, face, surtout, à nous-mêmes. Elle nous explique, avec une tranquillité dont je ne m'estime pas capable, que notre équipe s'en va à vau-l'eau, car si elle se serre les coudes, si elle fait preuve, envers les malades, d'une attention et d'une chaleur qui lui font honneur, elle risque de se disloquer, tant elle manque de directives.

Elle nous fait part de son intention de rencontrer l'état-major de l'hôpital. Non pour lui présenter un catalogue de revendications, mais pour lui suggérer d'engager, dans les plus brefs délais, un spécialiste qui aurait moins en charge notre propre santé mentale que notre formation psychologique.

« Comment pouvons-nous, dit-elle, accompagner des malades du sida, si personne ne nous aprend à les accompagner ? Que connaissons-nous du langage de cette mort annoncée ? Rien. Nous sommes trop jeunes, trop inexpérimentées, pour trouver les mots qui sonnent juste et guider nos patients vers leur fin. Et, en même temps, pour parvenir à dissocier notre vie professionnelle de notre vie privée. Nous aussi avons besoin d'aide. » Geneviève nous a convaincues. Nous l'approuvons. Je me demande si elle apprécierait la moindre contradiction.

Je rentre apaisée. Il y a du monde dans les rues. Paris a pris une autre couleur. Mais demain ?

13 juin.

Roland m'a dit ce matin : « Parle-moi. Je me sens mal. » Parler du soleil et de la pluie, de Jorge, de politique, de quelque part ailleurs sur la terre, mais très loin ? Je ne sais pas... Les mots me manquent. À un moment, il murmure : « Ce n'est pas nous qu'ils veulent sauver, mais ceux qui viendront après nous. Pourquoi perdraient-ils leur argent à essayer de prolonger l'existence de ceux qui sont condamnés, alors qu'ils en ont tant besoin pour leurs recherches ? »

Comme je ne sais pas quoi lui répondre, nous en revenons à Jorge. « Il me manque! soupire-t-il. Dieu sait pourtant s'il m'en a fait baver. Mais, chaque fois que je voulais le quitter, il me suppliait de rester en s'excusant de sa grossièreté... Cette fois, c'est lui qui est parti. Et il ne reviendra pas. Ce sera donc à moi de le rejoindre. »

19 juin.

J'ai le résultat du test H.I.V. Je suis séronégative. Valérie et Catherine également. Nous renouvellerons l'opération dans trois mois. En espérant que d'ici-là, nous ne nous serons pas piquées de nouveau.

Nous avons appris hier qu'une de nos collègues de l'A.P. avait été contaminée dans les mêmes circonstances.

Nous sommes toutes en danger de mort.

20 juin.

Une enveloppe bordée de gris. C'est un faire-part. Jérôme est maintenant avec Martine.

22 juin.

Geneviève nous annonce qu'elle a enfin obtenu un rendez-vous avec la direction. Avec ses cheveux courts, sa voix égale et sa distinction impeccable, elle me fait penser à une institutrice ou à une cheftaine chiquement scoute. Reste à savoir si elle sera suffisamment persuasive. Il n'est pire sourd que celui qui ne veut comprendre.

24 juin. 7 h 50.

Je suis arrivée en avance. Je passe dix minutes dans la chambre de Roland. « Je n'ai pas dormi de la nuit, se plaint-il. Je suis certain que nous sommes victimes d'un vaste complot, une sorte de solution finale, analogue à celle qui a conduit les tsiganes et les juifs aux fours crématoires. Le sida n'est pas un mal envoyé sur notre planète par les puissances divines. Il a été inventé par des savants fous ou racistes qui détiennent à coup sûr les moyens de le vaincre, mais ne s'en serviront qu'au moment choisi par eux. »

Je le regarde avec des yeux ronds. « Je ne délire pas, dit-il. Réfléchis bien. Personne n'est capable de préciser où et quand le virus est apparu, pourquoi il a choisi, en dehors des Noirs, de s'attaquer en priorité aux homosexuels. Il ne cessera sa besogne que lorsque nous, les pédés, aurons tous été détruits. »

Et si Roland avait raison!

15

26 juin.

Geneviève est entrée en négociations avec ces messieurs-dames de la direction. Ceux-ci, pour l'instant, sont hostiles à l'idée d'engager un psychologue. « Vous n'y pensez pas! » ont-il commencé par lui dire. Ou : « Nous ne pouvons nous permettre une charge supplémentaire! » Ou encore : « Ce sont des enfantillages! » Elle ne désespère pourtant pas de parvenir à ses fins.

3 juillet.

La chambre 31 serait-elle hantée? Elle est actuellement occupée par Antoine, un de ces toxicomanes qui prolifèrent à vue d'œil. Il souffre d'un abcès au bras et, surtout, d'un perpétuel état de manque que nous essayons d'atténuer avec des calmants. Ce n'est là qu'un palliatif qui n'a aucun effet sur lui. Comme si l'on voulait étancher la soif d'un alcoolique avec de la grenadine.

Des amis, il en a. Ils se succèdent sans arrêt. Pas très nets. Pas très propres. Le regard vague. Et guère aimables. Lui apportent-ils de la drogue? Nous l'ignorons. Nous fermons les yeux. Nous ne faisons pas partie de la brigade des Stups. Pas plus que nous n'avons l'âme de gardes-chiourme.

Son comportement, en tout cas, est des plus bizarres. Hier après-midi, il s'est éclipsé pendant dix minutes pour changer, prétend-il, sa voiture de place. Je suppose qu'un de ses copains en a profité pour lui refiler quelques joints. Ce matin, il m'a dit : « J'ai eu une hallucination la nuit dernière. – Ah bon ? – Ouais ! J'ai vu un mec traverser le mur. Il était en costard... Il est resté quelques minutes à me contempler, puis il a enfin disparu. »

Je mets Valérie au courant de cette vision probablement due à l'influence des pétards, ou autres drogues, qui sont refilés à Antoine par ses copains. Elle ne s'en émeut pas. Geneviève, non plus. Mais nous décidons de garder le silence sur le fantôme d'Antoine. Pas un mot aux autorités qui seraient capables de mettre notre toxico à la porte.

10 juillet.

Roland va beaucoup mieux. Il nous quittera dans trois ou quatre jours.

11 juillet.

L'hôpital consent, du bout des lèvres, à engager un psychologue : une demi-journée par semaine, pas plus. À partir du 1er septembre. Petite victoire ! Mais victoire quand même !

13 juillet.

Serge nous était arrivé vers la mi-mars. Il avait trente-huit ans. Il était ingénieur. Il avait conçu des ponts et des immeubles que des constructeurs avaient bâtis un peu partout dans le monde. Il appréciait, en esthète, la musique et la peinture. Mais pas les femmes. Il n'en avait jamais touché une de sa vie. Elles ne lui répugnaient pas, non, elles lui étaient simplement indifférentes.

Au contraire de beaucoup de mères, la sienne avait toujours été au courant de son homosexualité. J'ignore si elle en avait honte, mais lorsque nous la rencontrions dans le couloir, elle détournait la tête.

Croyait-elle que les penchants de son fils se lisaient sur son propre visage ? Elle trottinait en tout cas comme une petite souris, frappait toujours à la porte de Serge et ne pénétrait dans sa chambre que lorsque, d'une voix cassée par la fatigue, il répondait : « Entrez ! » Il l'aimait beaucoup. Mais elle l'horripilait.

Les diarrhées de Serge étaient ininterrompues. Nous avions pourtant essayé onze traitements qui avaient tous échoué. Le douzième, un antibiotique, avait été le bon. Le virus avait, un temps, renoncé à son offensive. Serge était alors parti se refaire une santé dans une maison de repos, à 2 000 mètres d'altitude. Il avait perdu huit kilos avant son séjour à l'hôpital. Il en avait pris dix à la montagne. Et lorsque, bronzé cuivre, il était venu nous dire bonjour, nous aurions pu croire qu'il avait définitivement vaincu la maladie.

Fin juin, il était de nouveau hospitalisé. Les diarrhées avaient repris. Il ne croyait plus à sa guérison, ni même à la rémission. Ses amis l'avaient abandonné. Il n'adressait la parole à sa mère que par monosyllabes. Nous étions ses seules interlocutrices. Il est mort ce matin. Sa mère était à son chevet.

15 juillet.

Roland rentre chez lui. Je le croise dans le couloir. Il cligne de l'œil. Il me dit : « Salut ! À bientôt ! Je te téléphonerai ! » Il le fera. On se sent seul dans une ville où l'on est privé d'amour et d'espoir. Comme exilé en pays inconnu et hostile. On marche, les yeux baissés, dans les rues. On ne parle à personne. On se parle uniquement à soi-même. On ne se raconte que des choses tristes. Le soir, en hiver, on s'installe sur le quai d'un métro, on grignote des marrons grillés. À côté, il y a des gens qui rient et ce rire déchire le cœur, parce qu'on a envie de pleurer. Au printemps, c'est encore pire. Les feuilles poussent sur les arbres et l'on se sent tout desséché. C'est là que l'on souhaiterait changer de peau. Et de sang.

25 juillet.

Je relis mes notes. Je remarque que j'y parle beaucoup des malades, très peu de leur maladie. Pilules, gélules, cachets, comprimés, piqûres, injections, prises de sang, perfusions, examens cliniques, je ne m'attarde pas sur cet arsenal qui représente à peine une force de dissuasion. Nous espérons tous que les traitements que nous prodiguons aux sidéens les amèneront à se lever et à marcher, mais nous n'y croyons pas. Nous ne sommes que des êtres humains qui aident d'autres êtres humains à se diriger vers la mort. Nous sommes démunis de tout et faillibles. Paradoxalement, nos patients, eux, ne le sont pas. Ils refusent le malheur, mais ils s'y sont accoutumés.

2 août.

Vacances tranquilles, au bord d'une piscine, dans le Médoc, en pleines vignes. L'absence des cigales provençales me met mal à l'aise. Ou bien est-ce l'éloignement de Paris et des malades dont certains auront disparu durant mon absence ? Ou encore le départ prochain de Valérie qui nous a annoncé sa décision de démissionner ? « Ce sont les cigales qui te manquent ! » répond Sébastien. Mais il n'a pas l'air convaincu. Il sait que je suis en pleine déroute. Il pratique, lui aussi, l'accompagnement. Il est, à n'en pas douter, aussi inexpérimenté que moi.

16 août.

Deux ans, que je suis entrée, presque par inadvertance, dans le monde, de plus en plus fréquenté, des sidéens. La cour des miracles, pas celle du miracle. Les mots de passe, pour y être admis, lorsque l'on est atteint du sida : « Vous êtes ici dans l'univers de la nuit et du brouillard. » Ou : « Vous qui franchissez cette porte, abandonnez toute espérance. » Ou, au contraire : « Gardez l'espoir. » Allez comprendre ! Et je n'ai compris que par petites doses.

J'ai compris qu'en cette année 1991 les adultes, dans leur majorité, se refusent à considérer que le virus les concerne tous. Si le sida est, pour nous qui faisons partie d'un service spécialisé, le principal sujet de nos conversations, il n'est pas de bon ton de l'aborder en public. « La presse n'en parle, nous dit-on, que pour nous détourner de nos véritables préoccupations, crise, chômage, scandales, etc. N'imitez pas les journalistes en nous bassinant avec ce qui n'est jamais qu'un fait divers. Et qui n'intéresse personne. »

Ce qui me fait penser à la façon dont les gens se détournent lorsque, par exemple, des loubards agressent un conducteur d'autobus. Témoins, eux ? Veulent pas savoir ! Et s'ils n'ont rien vu, c'est, en vérité, que rien ne s'est passé. Non-assistance à personne en danger, vous connaissez ?

Je me demande si, au fond, on ne nous soupçonne pas de collaboration avec l'ennemi, de pacte avec le diable. Il y a quelque chose de pas catholique, voire de répréhensible dans notre insistance à prolonger la vie de nos malades, non ? Quelque chose, même, de vicieux. Et qui ressemble à de la subversion. Bref, nous ne sommes pas fréquentables. À moins que nous nous contentions uniquement de jouer le jeu auquel on nous a destinés : soigner les sidéens parce que c'est notre métier de les soigner. Pas plus. À la limite, nous devrions même estimer, nous aussi, « qu'ils l'ont bien mérité » : le sida, comme, jadis, la syphilis, est considéré comme une maladie honteuse.

C'est faire bon marché d'un dévouement qui n'est jamais discriminatoire. Et qui nous laisse sur le flanc.

30 août.

Je reprends le travail dans deux jours. Valérie sera partie. Elle a trouvé une place dans une clinique privée. Elle a de la chance. Moi, je reste.

16

2 septembre. 9 heures.

Notre psychologue est arrivée. Elle s'appelle Maryse. Elle doit avoir dans les trente ans. Elle est petite et brune, avec des cheveux frisés et de grands yeux noisette. Pas gênée pour un sou, bien à l'aise dans ce qu'elle prend déjà pour son territoire, elle nous passe en revue, comme si les brebis égarées que nous sommes faisaient partie de son cheptel. Premier contact sans grand intérêt : elle tente de nous amadouer par des paroles lénifiantes dont on suppose qu'elles ont été mûrement réfléchies et, apparemment sûre d'elle, elle nous garantit que, bientôt – ce qui est assez vague –, nous aurons récupéré notre santé morale.

« Bientôt ? » Les patients, eux, n'ont pas le temps d'attendre. Et c'est nous qu'ils attendent.

2 septembre. 10 heures.

Je vais devoir travailler avec des intérimaires : Valérie n'est plus là et elle n'a pas été remplacée. Quant à Geneviève, elle part demain pour la Grèce où elle rejoindra l'homme de sa vie.

Elle me renseigne sur les quelques malades qui sont arrivés pendant mes vacances.

Chambre 25. Gérard, trente-trois ans. Bijoutier-joaillier. « Il fume comme un pompier et il s'est mis en tête de faire un régime : à midi, des carottes râpées et une pomme. Le soir, un potage et un steak grillé... » me dit-elle.

Gérard a une toxoplasmose.

Chambre 28. Pascal, quarante-neuf ans. Comptable dans un journal d'informatique. Le malade idéal, selon Geneviève. Il ne se plaint jamais. Il dissimule soigneusement ses souffrances et ses angoisses. Peu de visites, sinon celles de sa mère, qui vit en province, de sa tante, une Parisienne, et de son ami, un jeune métis aux lèvres rondes et à la coupe rasta. Vague ressemblance avec Noah, mais, on s'en doute, le sourire en moins.

Pascal est atteint d'une méningite à cryptocoques.

Chambre 30. David, trente-trois ans. Un ami de Geneviève. Peintre, comme Pierre. Il vient épisodiquement. Il avait jusque-là choisi l'hospitalisation à domicile qui offre l'avantage de laisser au malade toute son autonomie et lui épargne les tracasseries horaires auxquelles on est soumis en milieu hospitalier. « Et puis, me dit Geneviève, il a eu des problèmes avec l'infirmière qui le suivait quotidiennement et il est entré dans notre service vers le 15 août. Avec la ferme intention de se laisser mourir ! »

Il souffre d'une rétinite à cytomégalovirus et d'un syndrome cachectique lié au virus du sida.

Chambre 32. Gilbert, trente et un ans. Il n'est pas venu chez nous pour se faire soigner, mais, comme David, pour y terminer son parcours. Au cours d'un dîner familial, il avait pris son courage à deux mains pour avouer qu'il était homosexuel, qu'il avait le sida. Son père, un ancien militaire, s'était immédiatement levé de table et lui avait lancé : « Je te renie ! Ne remets jamais les pieds dans cette maison ! » Condamnation à la peine capitale, infligée par une caricature de cour martiale. On ne lui avait pas donné le temps de présenter sa défense. Il était parti. Et c'est chez nous qu'il s'était réfugié.

Son corps est recouvert de taches de kaposi et l'on suspecte une atteinte pulmonaire.

Ce phénomène de rejet n'a rien d'exceptionnel. Nombre de nos malades se plaignent d'être exclus, non seulement d'une société qui se met à l'abri de toute contagion, en écartant d'elle les éléments qu'elle estime parasitaires, ou, tout simplement, suspects, mais, surtout, de leur propre famille. Gilbert n'est pas le seul à avoir ainsi été victime d'un bannissement sans recours. Combien d'autres, dont je ne me rappelle plus le nom, n'avaient que nous pour les aider à marcher, pas à pas, vers la mort. « Une de mes amies a quitté l'Italie lorsqu'elle a appris que son fils avait le sida, me racontait la mère de Clara. Il n'a plus jamais eu de ses nouvelles. » Les mères ne sont pas toutes faites pour pleurer.

8 septembre.

David est, de loin, le malade le plus difficile dont nous ayons eu à nous occuper. Il pratique une guérilla permanente contre les médecins, contre un interne, surtout, qu'il ne peut pas encaisser : « La prochaine fois qu'il pénètre dans ma chambre pour me parler de ses conneries de traitements, je le fous dehors », dit-il. J'essaie de le calmer. Ce n'est pas facile, d'autant que sa colère n'est pas toujours injustifiée, que l'interne en question, qui l'a pris en grippe, ne le ménage guère.

David ne veut pas d'A.Z.T., pas de D.D.I., pas de perfusion pour soigner sa rétinite, pas de réveil à 6 h 30, comme pour les autres patients, pas de « bouffe d'hôpital ». Il écarte d'un geste brutal les repas qu'on lui apporte et, couché en chien de fusil, le regard fuyant, il se contente de sucer les tubes de lait concentré que sa mère, qui habite la province, lui apporte par cartons entiers.

Il est crasseux ? Il refuse qu'on le lave et, même, que l'on change ses draps perpétuellement souillés. Ses escarres le font souffrir ? Il nous interdit de le toucher. Les piqûres lui font mal ? Il hurle : « Laissez-moi... » Ou bien : « J'en ai assez ! Assez de vous ! Assez de tout ! »

Tout le monde finit par craquer. Horrifiée par son aspect décharné, terrorisée par ses imprécations, Monique, l'aide-soignante, refuse désormais d'entrer dans sa chambre. Pour elle, c'est le *burn out*, la saturation. Moi, je tiens bon. Non parce que c'est un ami de Geneviève, mais parce qu'il m'émeut. Il a l'air d'un oiseau tombé du nid et dont les ailes sont brisées à tout jamais.

9 septembre.

Pascal m'a dit : « Le préservatif, ce n'est apparemment pas l'amour. Mais, sans lui, l'amour, c'est le sida. Il faut que les jeunes le comprennent. Pour moi, c'est trop tard... »

10 septembre. 11 heures.

David souffre. Les médecins prescrivent deux piqûres de morphine par jour. Pas suffisantes pour calmer ses douleurs. Il communique difficilement. Ne se manifeste que par des gémissements ou des crises de fureur qu'il passe sur tous ceux qui franchissent le seuil de sa chambre. Sa mère, par exemple, ou son ami.

Moi, il m'épargne plus ou moins, selon son humeur. Je réussis parfois, trop rarement, à le nourrir de compote, à la cuillère. Ce n'est pas suffisant. Il s'affaiblit de plus en plus.

10 septembre. 23 heures.

Pascal m'a offert hier un billet pour un concert entièrement consacré à Mozart. « Autant que quelqu'un en profite ! » m'a-t-il dit. J'y suis allée seule. Et je me suis aperçue, effectivement, que j'aimais de plus en plus Mozart. Pendant toute une soirée, j'ai réussi à oublier l'hôpital.

12 septembre.

Charlotte, une jeune dessinatrice de mode, qui prétend avoir été contaminée par son fiancé, occupe la chambre 31. Elle me dit avoir vu, la nuit dernière, des fantômes sortir du placard. Je hausse les épaules. « Vous avez rêvé ! » lui fais-je, sans trop de conviction. Elle répond que non, qu'elle n'a pas rêvé, qu'elle était, au contraire, parfaitement éveillée, que les fantômes se sont bien manifestés, et pendant au moins un quart d'heure...

À mon avis, c'est encore un coup de la mort qui, un doigt sur la bouche, afin de me faire taire, ne cesse de hanter le couloir dans l'attente de sa prochaine recrue.

Mais pourquoi a-t-elle choisi la chambre 31 pour y envoyer ses messagers ? À ma connaissance, aucun fantôme ne se matérialise dans les autres chambres.

13 septembre.

Geneviève est rentrée. Nous serons deux à nous occuper, avec vigilance, de David.

16 septembre.

Je suis sortie avec Roland. Nous avons passé la soirée aux Halles. Je ne lui ai pas demandé comment il allait. Il paraissait être en parfaite santé. Nous n'avons pas beaucoup parlé de Jorge. Mais je sais qu'il ne l'a pas oublié.

17

19 septembre.

Notre psychologue n'a encore pris aucune initiative. Elle se balade dans le couloir, apparemment désœuvrée. Nous lui disons que nous avions projeté de former un groupe de réflexion qui aurait permis de réunir tous les membres de l'équipe et de mettre à plat les différents problèmes auxquels nous sommes confrontés : entre autres, demandes et attentes des patients et, par conséquent, notre comportement devant ces hommes et ces femmes qui aspirent à aborder la mort sans haine et sans crainte. L'ordre du jour aurait été aussi vaste qu'indispensable.

Cette suggestion d'un « Balint », comme on appelle un tel genre de réunion, la surveillante, à qui nous en avions parlé, l'avait écartée d'un geste dédaigneux : « Beaucoup trop élaboré pour vous ! » s'était-elle écriée, d'un ton méprisant.

Maryse, elle, n'a pas sourcillé. Nous n'irons pas jusqu'à dire qu'elle ignore en quoi consiste le Balint, mais nous commençons à douter de ses capacités ou de son énergie à organiser une sorte de structure psychologique qui nous soutienne dans notre travail.

Nous l'avions prise pour Mary Poppins, mais elle

n'en a pas les pouvoirs. Et puis, elle s'est peut-être aperçu que la direction ne lui avait confié sa mission qu'à contrecœur. Une mission impossible.

21 septembre.

Troisième test H.I.V. depuis que je travaille à Paris.

22 septembre, 16 heures.

L'état de David empire. Un ami de la famille, qui était venu le voir, téléphone immédiatement à la mère. Elle est alitée depuis la veille au soir. Elle a une forte angine. Mais elle va prévenir son mari. Celui-ci arrive vers 18 heures. David meurt dans ses bras. C'est le jour de la psychologue. Lorsque je sors de la chambre de David, elle est là, dans le couloir. Je n'ai rien à lui dire.

Il y a un an, sa présence m'aurait aidée à surmonter cette avalanche de deuils qui n'arrête pas de nous submerger.

Il y a un an... Depuis, l'eau a coulé sous les ponts de la Seine.

24 septembre.

Congé pendant deux jours. Je me suis refusée à assister à l'enterrement de David. J'accompagne jusqu'à la mort, je répugne toujours à accompagner au-delà de la mort. Réflexe de conservation, sans doute, et aveu d'une faiblesse qui épargne mes collègues : Geneviève est au cimetière, en compagnie de Daniel. De nous tous, c'est lui qui paie le plus de sa personne. Il ne se consacre pas seulement aux soins corporels de nos malades, il les soutient de toute son âme.

Je pense qu'il souffre aussi de tous leurs maux.

25 septembre.

Plus ou moins rétabli, Pascal nous quitte. Il va reprendre à mi-temps son travail de comptable. Il me dit que, s'il en a l'occasion, il m'enverra des places pour d'autres concerts.

18

29 septembre. 14 heures.

« Encore un qui ne passera pas l'hiver ! » ai-je soupiré. Il n'a pas l'air très frais sur son brancard. Il le sera encore moins, lorsqu'il découvrira la chambre vers laquelle l'accompagne un ami, son ami, probablement. Si l'on peut appeler « chambre » la cellule de 12 m^2 dans laquelle, faute de place, on va le caser tant bien que mal. Un lit, une table de nuit, un lavabo, un placard : il devra s'en contenter, en attendant plus spacieux.

Monique, qui précède les deux jeunes gens, vingt-huit-trente ans environ, me lance, au passage, un regard inquiet. C'est vrai qu'il ne paie pas de mine, Alexandre, notre nouveau pensionnaire. Séduisant, il l'est, avec ses cheveux bouclés et ses yeux bleus. Mais il y a gros à parier que, sous peu, il rejoindra tous ces disparus dont Daniel nous affirme qu'ils ont constitué un comité d'accueil pour recevoir, là-haut, leurs frères de douleur. L'humour est un des antidotes les plus sûrs contre le chagrin.

Vincent, l'ami d'Alexandre, ne paraît avoir aucune illusion sur la suite des événements. Il a un visage tendu, pathétique, sur lequel on lit toute l'angoisse de l'amour en péril. C'est beau à voir. Et ça n'a rien d'équivoque. Rien qui puisse provoquer chez moi rejet ou raillerie propres aux pisse-vinaigre et aux grenouilles de bénitier.

Jérôme ou Martine nous avaient donné le spectacle d'un couple que le sida n'avait pas désuni, bien au contraire. Ces deux-là font un, eux aussi. Leur liaison doit être sans faille. Un bloc indestructible, qui résiste à tous les assauts.

30 septembre. 9 heures.

Je suis séronégative. L'alerte a été chaude, mais ce n'était qu'une alerte. À moi, maintenant, de prendre des précautions. À défaut de mettre des gants!

30 septembre. 16 heures.

À peine installé dans son petit espace tout juste vital, Alexandre s'est mis à délirer. Il dit des mots sans suite, prétend que des étoiles dansent dans sa tête, se croit encore en vacances et veut, à toute force, se lever pour, annonce-t-il, reprendre son travail.

Il arrache ses perfusions. Je lui fais piqûre sur piqûre. Il se débat comme un forcené, au point que Vincent est contraint de maîtriser son ami tandis que je plante l'aiguille dans ses veines. Une fois calmé, Alexandre se met à uriner dans son lit. C'est encore Vincent, stoïque et attentionné, qui m'aide à tout nettoyer.

1er octobre. 17 heures.

Alexandre somnole. Vincent vient me voir. Pas timide, mais un peu gauche. Il veut me parler. Me dire qu'il sera le plus souvent possible au chevet d'Alexandre. Me raconter leur histoire. Je n'ai pas le temps de l'écouter. La mère de Gilbert vient d'arriver. Sans son mari, pour qui Gilbert a cessé d'exister, du jour où il l'a brutalement chassé du domicile familial.

Gilbert agonise.

3 octobre.

Maryse, la psychologue, me dit : « Il faudra que nous nous parlions, un de ces jours... » Un de ces jours, oui... Ou une de ces semaines. Ou jamais...

4 octobre.

Il est un peu plus de 16 heures. J'ai enfin un moment à accorder à Vincent. Son histoire avec Alexandre, il fallait qu'il me la raconte, « parce que, dit-il, je sens que je peux vous faire confiance ». On fait toujours confiance aux infirmières, même les plus rébarbatives.

Alexandre était séropositif depuis cinq ans. Et, pendant cinq ans, il a traité le virus par le mépris. Le virus en a fait autant. Alexandre a donc continué à mener tambour battant ses activités de P.-D.G. d'un studio d'enregistrement, dont il tenait aussi la console, et sa vie sentimentale, qui se résumait à Vincent. Ils s'étaient connus en 1987. Alexandre n'avait pas caché que le sida le menaçait. « Aucune importance, avait répondu

Vincent, qui était séronégatif. Nous prendrons nos précautions... »

En quatre ans d'existence commune, ils ne s'étaient jamais quittés. Et ils n'avaient jamais donné le moindre coup de canif à un contrat qui se passait aussi bien de l'approbation du ciel que de celle des hommes : pourquoi auraient-ils été infidèles, puisqu'ils s'aimaient corps et âme ?

Les mois avaient passé. Puis les années. Le virus ne bougeait pas. Fallacieux sentiment de sécurité qui se terminait un soir de septembre, à La Baule, où ils prenaient quelques vacances : une fièvre brutale terrassait Alexandre. Il avait précipitamment regagné Paris. Le médecin qui le soignait depuis qu'il était séropositif préconisait l'hospitalisation immédiate. Vincent n'avait pas traîné. Trois heures plus tard, il nous amenait Alexandre. On diagnostiquait une méningite et une toxoplasmose cérébrale. Autant dire que son cas paraissait désespéré.

7 octobre.

Vincent est rentré de Sète où il a effectué un voyage éclair pour y voir les parents d'Alexandre. Des gens simples et d'une bonté infinie. Soixante-dix ans chacun, mais, s'ils appartiennent à une génération rigoriste et peu encline au dialogue, ils ont élevé leurs quatre enfants dans la bonne humeur, sans faire peser sur eux une autorité que, pour sa part, Alexandre n'aurait pas supportée. Un peu Jean de la Lune, aussi, ce père et cette mère libéraux. Lorsque, en 1988, Alexandre leur avait présenté Vincent, ni l'un ni l'autre ne s'étaient étonnés que les deux jeunes gens partagent le même lit.

« Ils m'ont invité à dîner, me raconte Vincent. J'ai accepté. À table, je ne me suis pas lancé dans un grand discours. Je leur ai révélé la vérité d'un bloc. – Mon Dieu ! a seulement murmuré sa mère.

« J'ai redouté de ne pas les avoir assez ménagés. Je faisais erreur. Elle a dévisagé son mari comme pour quêter son approbation, puis elle m'a dit qu'ils allaient monter à Paris avec un de leurs fils. Pas maintenant, mais dans quinze jours, le temps de mettre de l'ordre dans leurs affaires. Je leur ai proposé d'habiter dans notre appartement qui était assez grand pour les recevoir tous. Et j'ai ajouté qu'Alexandre serait au comble du bonheur de savoir sa famille réunie dans le cadre qui était le sien. » Si tant est, me suis-je dit, qu'il puisse encore en éprouver...

« Lorsque je les ai quittés, j'avais chaud au cœur. Ils m'avaient adopté... »

12 octobre.

Alexandre a enfin changé de chambre. Cela n'a pas été sans mal. Il m'a fallu de multiples démarches pour que l'administration consente à lui en octroyer une autre, beaucoup plus spacieuse. Les secrétaires n'ont pas compris pourquoi je mettais tant de hargne à régler un problème aussi anodin.

20 octobre.

Non seulement, j'ai oublié les raisons qui m'ont poussée à devenir infirmière, mais je me demande pourquoi je continue à m'obstiner dans une profession dont je crois avoir fait le tour et qui ne me mène à rien.

Je n'ai pas encore l'audace d'envisager éventuellement une autre carrière.

22 octobre.

Les parents d'Alexandre sont à Paris. Ils ont envahi l'appartement de leur fils et s'y sont installés pour un siège prolongé. Ils viennent le voir tous les jours. Voilà au moins des gens à qui nous ne serons pas obligés de mentir sur la maladie de l'un des leurs.

24 octobre.

Un mois, déjà, qu'Alexandre est chez nous, conscient de son état qui empire sans cesse.

Il y a trois jours, alors que je m'apprêtais à rentrer chez moi, Vincent est venu me prévenir que son ami n'arrêtait pas de vomir. Je suis accourue. Au bout de dix minutes, les vomissements se sont arrêtés. Avant-hier, sa toxoplasmose cérébrale s'est aggravée. En quarante-huit heures, je l'ai perfusé à huit reprises.

5 novembre.

Alexandre vomit de nouveau ses médicaments, il a des absences et il se refuse à quitter son lit. J'en informe la nouvelle interne et le chef de clinique. « Trois Primpéran par jour ! » décrètent-ils. À mon avis, ce traitement n'est pas suffisant. J'insiste pour qu'ils augmentent la dose. Ils finissent par se rendre à mes raisons. Mais pas de bon gré.

Il y a quelques jours, l'interne s'était substitué à la psychologue en me faisant observer que « je ne prenais pas assez de recul, que je m'investissais trop... ».

Aujourd'hui, il me reproche de « trop aimer » mon malade. Aimer, ça veut dire quoi ? Aimer d'amour ? Non ! Bien aimer, plutôt. L'interne ne saisit sans doute pas la nuance. Il se retranche derrière son savoir. C'est souvent le propre des spécialistes, à quelque domaine qu'ils appartiennent : ils ne peuvent qu'avoir raison.

Oui, je m'investis trop ! Oui, je me consacre à Alexandre comme s'il était mon unique patient, alors qu'ils sont une flopée à attendre de moi, et calmants et paroles ! Surtout que, depuis le départ de Valérie qui a tiré sa révérence pour d'autres horizons moins lugubres, je suis parfois seule dans le service, à courir de droite et de gauche, à perdre la voix, à perdre la boule.

Mais Alexandre, c'est autre chose. Lui, personnellement d'abord. Ses hauts et ses bas. Les uns qui vous transportent d'espoir et de joie, les autres qui vous font cruellement toucher du doigt votre impuissance et vous enfoncent davantage dans l'angoisse.

Il y a Vincent, spectateur d'un drame dont il est aussi l'un des acteurs. Il y a la mère qui, blottie dans un fauteuil, ne cesse de tricoter, tout en jetant, de temps à autre, un regard attendri sur son fils, le père qui achète continuellement des flans à la pâtisserie voisine, « parce que c'est le dessert préféré d'Alexandre » : dans cette chambre, peu avenante, d'hôpital, ils ont littéralement reconstitué la cellule familiale.

14 novembre.

Parmi les nouveaux malades : Brigitte, quarante-cinq ans, commerçante. Elle était mariée. Elle avait un amant. Celui-ci courait les filles. Il lui a transmis son sida. Elle a demandé à Geneviève « de l'aider à vivre ».

Jeanne, trente-deux ans. Elle, c'était son mari qui la trompait à droite et à gauche. Il est mort du sida. Après l'avoir contaminée. Elle avait peur de la vie. Elle a peur de tout. C'est tout juste si, lorsque j'entre dans sa chambre, elle ne se blottit pas sous ses draps : elle a, aussi, peur de moi. Elle me dit : « J'ai peur. » Elle transpire à grosses gouttes. Je lui éponge le front. Elle continue de trembler.

Alain, vingt-six ans. Il avait choisi d'être coopérant dans un pays africain. Il couchait avec des prostituées noires. Le sida l'a piégé au coin de la brousse. Lorsqu'il en a la force, il écrit des poèmes à la gloire de cette Afrique qu'il continue à aimer d'amour.

Il y en a un qui commence ainsi : « *J'épouserai le ciel les arbres les rivières – Doumbé il y a des gens qui m'embrassent les mains – Du cœur de la forêt monte un âcre parfum – J'entends au loin le chant des buveuses de bière...* »

Le virus épargne de moins en moins les hétéros. Le temps est loin où nous ne recevions, en presque totalité, que des homos. Les campagnes de prévention sont encore trop timides. Ou trop prudes.

10 décembre.

Des roses dans la chambre d'Alexandre. C'est son anniversaire. Il souffle énergiquement sur les vingt-neuf bougies du gâteau que sa mère a confectionné elle-même. Il a les yeux brillants. De joie, non de fièvre. Je suis, pendant quelques instants, de cette fête de la résurrection. Avec la merveilleuse impression d'y avoir joué mon rôle.

12 décembre.

Alexandre va de mieux en mieux. Aidé par Daniel, aussi dévoué qu'une petite sœur des pauvres, il esquisse quelques pas. Il me dit : « Je dois te remercier. Il paraît que je t'en ai fait baver. » Je n'ai pas répondu.

20 décembre.

Alexandre vient de quitter l'hôpital. Il regagne son appartement. Pas pour y mourir, mais pour y vivre. Car, s'il n'est pas guéri, il donne toutes les apparences de la guérison. Miracle de la médecine dont les soignants, solidaires, ont été les serviteurs ? Miracle d'un amour qui a soutenu, sans défaillance, un malade maintes fois aux abords de la mort ? Allez savoir !

Après son départ, je me suis effondrée. Je crois être allée beaucoup plus loin que mes forces ne me le permettaient. Il y a un grand vide en moi, une lassitude que je ne parviendrais pas à décrire. Mais je dois continuer.

19

Février 1992.

Un mois sans rien écrire. La peur des mots, dont je crains qu'ils ne soient toujours les mêmes : virus, traitements, agonie, mort, fatigue, angoisse, j'en ai assez de les voir revenir obstinément sur le papier, sans même que j'en sois consciente. Le regard inquisiteur de Sébastien qui s'inquiète pour moi, alors que je n'ai jamais à m'inquiéter pour lui. Paris. Les mendiants. Les clochards. Cette foule au milieu de laquelle on se sent perpétuellement en danger, j'ignore du reste pourquoi. La pluie. Le vent. Le froid. Je ne suis qu'une immigrée qui se contente de vivre malaisément au pays du sida et n'ose pourtant rentrer chez elle, de peur de n'y être plus admise.

Maryse, la psychologue, nous prend à part les unes après les autres et nous fait parler de nous-mêmes. Conversation sans suite, entre deux chambres et deux piqûres, que nous n'avons pas le temps de soutenir et qui ne fait qu'aviver notre angoisse. Que répondre à des questions qui nous semblent absurdes, alors qu'un malade nous sonne à plusieurs reprises ? On fait

« Ah ! », on fait « Euh ! », on fait « Bof ! » et l'on abrège là ce simulacre d'entretien.

20 février.

Dans le couloir. Maryse m'a dit, d'une voix nonchalante : « Toi, tu n'as pas réglé tes problèmes avec la mort. » Puis, après avoir posé sur moi un de ces regards pénétrants qui semblent vous fouiller jusqu'au fond de vous-même, elle a ajouté : « Tu as besoin d'une thérapie. Nous pouvons nous voir plus longuement... mais pas ici ! »

S'il y a une candidate à son divan, c'est bien moi. Tout s'emmêle dans ma pauvre tête qui ne parvient plus à rassembler des idées cohérentes. Mais de quelle mort a-t-elle voulu parler ? De la mienne ? Je n'en suis pas encore là, à moins qu'un accident n'interrompe le cours d'une existence qui ne me déplaît pas trop, même si elle est malaisée à porter sur les épaules. De celle d'êtres chers que l'on croit éternels, parce qu'on les côtoie depuis toujours ? De celle de malades dont nous assistons, parfois au fil des heures, à la décomposition des visages et des corps, et qui, je l'affirme, n'aspirent, pour la plupart, qu'à aborder leur fin sans haine et sans crainte ?

Je crois qu'elle n'en sait rien elle-même. Elle m'a sans doute lancé cette phrase pour m'inquiéter et, ainsi, m'amener à devenir l'une de ses clientes. Mon désarroi et les conséquences que celui-ci aurait pu avoir sur mes malades, elle s'en moquait éperdument. Belle entorse à la déontologie !

Je ne suis pas allée m'allonger sur son divan. J'ai préféré m'acheter un chapeau et des boots. Une thérapie comme une autre.

2 avril.

Sébastien et moi sommes en vacances au Sénégal. Je vais mal. Je ne me sens pas encore le courage de prendre une décision qui donne un sens différent à mon avenir. Je n'ai pas réglé mes problèmes avec la vie.

22 avril.

Arrêt maladie. Trois semaines à rester chez moi. Trois semaines saintes. Trois semaines bénies. Arrachées au temps, aux malades, à l'engourdissement de soi. J'émerge des eaux boueuses. Je me sens en forme.

12 mai.

Je reprends mon service dans trois jours. J'en ai la nausée. Je n'ai plus envie de soigner les malades, mais de m'occuper uniquement de moi-même. Il faut que je serre les poings, que je m'accroche à ce que je ne suis pas loin de considérer, non plus comme une mission, mais comme des travaux forcés.

22 mai.

De bonnes nouvelles d'Alexandre. Il va bien. Il a annoncé à Daniel, qui était allé le voir chez lui, qu'il se préparait à entrer dans une école de cinéma.

2 juillet.

Fin juin, à Milan où je passais un week-end avec une de mes amies, j'ai voulu enjamber une de ces barrières qui bordent les trottoirs et suis lourdement tombée sur le bras droit. J'ai entendu un craquement sinistre. « Fracture », ai-je immédiatement pensé. Je ne m'étais pas trompée.

Retour à Paris, opération, plâtrage, un mois et demi, au moins, de congé maladie, plus les vacances : le destin, qui m'avait fait quitter Aix, tranchait une fois de plus. Dans mon esprit, la fracture du radius ne pouvait que déboucher sur la rupture avec l'hôpital.

« Acte manqué ! » m'ont dit certains de mes collègues, d'un ton quelque peu ironique, le jour où j'ai présenté ma démission à la direction. Acte manqué ou pas, je vais enfin tirer ma révérence. Sans regrets ! Pour l'instant !

La réaction du chef de service que, le bras plâtré, j'ai croisé dans « un » couloir, m'a glacée et, en même temps, m'a confortée dans ma détermination. Pas un mot. Pas un regard. Et pas question, évidemment, d'un pot d'adieu analogue à celui que l'on m'avait offert, lorsque j'avais quitté le Val-de-Grâce. Comme si j'étais, ici, une étrangère. Comme si je n'avais pas existé. Après trois ans à payer, sans compter, de ma personne, on m'avait déjà rayée des cadres.

Je ne suis pas montée au premier étage pour arpenter, une dernière fois, « le » couloir, pour prendre des nouvelles de mes ex-patients. Il est vrai que nombre d'entre eux n'étaient sans doute plus de ce monde. J'ai quand même hésité pendant quelques minutes. Et puis j'ai tourné les talons. Avec, je l'avoue, un brin fugitif de nostalgie. L'adieu aux armes n'est jamais facile, que l'on appartienne ou non à la race des héros.

Je me suis retrouvée dans la rue. Avais-je réellement les moyens d'aller où bon me semblait ? Étais-je une ombre ou une créature bien vivante, avec sa respiration, ses aspirations, ses désirs ? Efface-t-on ainsi, d'un trait, trois années de cris et de chuchotements ?

Avant de m'éloigner définitivement, j'ai contemplé la façade grise de l'hôpital. Nul ne peut se douter que, derrière ses murs épais et rébarbatifs, il y a des soignants touchés par la grâce de ce « Sidamour » que chante Barbara, et des prisonniers qui ne recouvreront jamais la liberté. Je les avais sans doute aimés, les uns et les autres. Je crois bien que je les aimais encore. J'ai alors ressenti comme un sentiment de culpabilité d'avoir, en quelque sorte, déserté.

J'étais orpheline. Il me fallait maintenant chercher une nouvelle famille de travail.

20

1993.

Je relis, une fois de plus, mes notes. C'est comme si je me regardais dans une glace et que je ne m'y reconnaissais pas. Est-ce moi qui me livre à un constat aussi glacial ? Qui tiens sur les malades des propos aussi évasifs ? Qui me refuse à m'étendre davantage sur les portraits de ces patients dont l'image n'a pas encore quitté ma mémoire ?

Question de pudeur, probablement. Vis-à-vis d'eux et vis-à-vis de moi. Je respectais leur combat, je me garde contre un chagrin sans cesse renouvelé. Ils étaient, à leur manière, héroïques, je ne faisais que mon devoir. Je voudrais crier et ma voix est basse, comme étouffée : les mots ne suffisent pas à décrire tout ce que j'ai ressenti pendant ces trois années qui m'ont, dans une certaine mesure, accouchée, sans que j'aie encore trouvé ma véritable identité.

Je n'ai dit à personne que, chaque soir, je m'épanchais sur du papier blanc. Que c'était, en fin de compte, la seule façon, pour moi, de régler mes problèmes, et pas seulement avec la mort. On m'eût ri au nez. Ou bien l'on m'eût blâmée de me servir de la douleur des sidéens pour me délivrer de la mienne.

J'ai failli, à plusieurs reprises, déchirer mon texte. Ce qui m'a dissuadée de procéder à un tel sacrifice, c'est le journal d'hospitalisation de Hervé Guibert, *Cytomégalovirus* (une des manifestations du virus qui provoque la cécité).

Je ne connaissais rien des œuvres de cet écrivain, avant que, atteint du sida, il ne publie *À l'ami qui ne m'a pas sauvé la vie.* Je l'avais aperçu à la télévision, à « Apostrophes », je crois, où il avait parlé, avec raideur, de son livre. Il avait le regard froid, le ton hautain. Je m'étais demandé si ce n'était pas le virus qui le rendait si amer et, en même temps, si imbu de lui-même. Je n'avais pas cherché à approfondir le problème. Je n'étais pas encore une infirmière du sida.

Après avoir quitté l'hôpital, j'ai continué à m'intéresser autant aux malades qu'à leur maladie. J'ai acheté *Le Protocole compassionnel.* Puis, bien sûr, le *Cytomégalovirus* que j'ai lu, si je puis dire, en professionnelle.

Dans ces pages fiévreuses, le fiel alterne avec le miel. « Il faut attendre de cinq à dix minutes si on sonne. On a l'impression que les infirmières font des roulements sauvages pour aller en catimini ou en patins à roulettes au dancing " La Rumba ", du centre commercial d'Auchan... »

Ou bien : « Elles jacassent toute la nuit sans baisser la voix dans la pièce à côté de ma chambre, des histoires de salaire ou du prix des choses. »

Ou : « L'hôpital, c'est l'enfer... Il faut tout de suite se faire respecter, c'est épuisant, un rapport de forces qui dure une ou plusieurs nuits et jours. Ils veulent qu'on perde, ils comptent sur l'usure. Ensuite, selon les cas, ils respectent ou ils laminent. »

Lignes cruelles, parmi d'autres, rachetées, néanmoins, par cette phrase : « Dans la nuit, endormi très profondément, une infirmière m'éveille en passant juste un doigt léger sur le dessus de ma main. »

Je doute que, pour ceux qui ont acheté *Cytomégalovirus*, l'hôpital apparaisse comme un lieu où les infirmières débordent d'humanité et de compassion. Mais il faut rétablir la réalité, tordre le cou à certains jugements définitifs et dans lesquels Guibert paraissait se complaire.

Si nous tardons à répondre aux coups de sonnette, c'est parce que nous sommes trop peu nombreuses pour accourir immédiatement au moindre appel. Si, tandis que nos patients agonisent, nous « parlons salaire », c'est parce que notre bourse est plate et que nous, les vivants, nous sommes obsédés par des préoccupations qui, c'est vrai, semblent futiles, comparées à celles de nos malades. Et je présume qu'il faut mettre sur le compte du sida les propos acerbes de Guibert concernant l'univers hospitalier. Médecins ou soignants, nous combattons tous pour la même cause. Les colères, les révoltes dont je me fais l'écho ici, ne sont que l'expression de notre désarroi face au mal.

Ce n'est pas au nom de mes camarades d'hier que j'ai rédigé ce témoignage. C'est en mon nom propre. Mais je pense qu'elles s'y retrouveront. Nous avons partagé les mêmes affres, les mêmes espérances, le même don de soi. Notre main tremblait souvent lorsque nous piquions nos malades, dont la plupart avaient notre âge. Au moins, faisions-nous en sorte qu'elle soit douce. Nous avons aussi apaisé la douleur des mères, ces mères parfois abusives, parfois injustes, mais qui, à peu de chose près, se ressemblent toutes, versent les mêmes larmes et sombrent dans la même solitude, parce qu'elles ont perdu leur enfant.

Je pense qu'avec *Les Nuits fauves* Cyril Collard a mieux œuvré pour la cause des sidéens qu'Hervé Guibert avec ses trois ou quatre livres. Guibert se comportait comme un esthète dédaigneux qui englobait virus et soignants dans le même mépris. Il était loin de s'attirer une sympathie que, du reste, il ne recherchait peut-être pas. Collard, ange impudent et ambigu d'une mort qui semblait l'avoir fasciné, a, lui, amené cette « génération sida », dont il faisait partie, à comprendre que l'amour pouvait être pur, s'il n'était pas qu'un jeu. Que, d'où qu'il vienne, où qu'il aille, un homme blessé avait droit au respect.

Au début du mois de janvier, je m'étais rendue au musée de l'Assistance publique où était organisée une exposition de photographies consacrées aux « soignants au cœur des années sida ». Émouvants témoignages de mes anciennes collègues dont je suis encore proche : « Le sida m'a réconciliée avec l'espèce humaine. Je n'étais plus du tout sûre que les gens pourraient ainsi se prendre en charge. D'un seul coup, certains nous ont montré qu'on le pouvait quand même. Bien sûr qu'on ne vit pas très bien, quand on a un sida. On peut vivre pendant des mois et puis, brutalement, ne plus bien vivre du tout. Et puis, de nouveau, aller bien. Et puis, et puis... il y a toujours un petit moins et chacun sait qu'à la fin, si l'on n'a pas la chance de faire une infection qui vous emporte très vite, on devient grabataire, dépendant, en couches, c'est affreux... En cas de coup dur épouvantable, l'homme est capable de réagir d'une façon qu'on ne croyait plus possible », dit Marie-France, de l'hôpital Cochin. « Les infirmières se battent à la fois contre la maladie et pour le malade », s'écrie Nadine, de l'hôpital Rothschild. « Le soir, quand on rentre chez soi, on a plein de trucs dans la tête : on a besoin de parler », murmure Marie-Claire, de l'hôpital Antoine Béclère. C'est Marie-France, encore, qui constate : « Dans vingt ans, nous aurons tous un sida dans chaque famille (...). Les gens ont l'impression qu'on leur casse les pieds. » Et cette infirmière, anonyme, de l'hôpital Bichat : « Je vais craquer. Je veux changer de maladie. Avant, je venais au travail avec plaisir. Maintenant, je déprime. » Dans cette exposition, les sidéens avaient aussi la parole : « Au départ, dit l'un d'eux, ce sont les infirmières qui ont voulu que je vive. C'est important. Il faut pouvoir donner envie de vivre au malade. C'est terrible ! Surtout que, dans cette maladie, on a envie de mourir par lassitude. Elles, elles nous ont poussés, poussés à vivre. »

« Et vous, quelle est votre profession ? demande l'animateur d'un jeu télévisé à l'une des concurrentes.
– Infirmière ! » répond-elle. Il s'écrie, avec emphase :

« Ah ! Vous avez de la chance. C'est vraiment un beau métier. Oui, un métier admirable ! » Ce n'est certainement pas lui qui l'exercerait. Pas plus que ce public qui bat des mains, parce qu'on lui a fait signe d'applaudir.

Le téléphone a sonné hier soir, vers 20 heures. Une femme, une vieille dame, m'a demandé, la voix étranglée par l'émotion, si c'était bien moi qui avais été l'infirmière de Roland. Je lui ai répondu que oui, que c'était bien moi. Il y a eu un long silence au bout du fil. J'ai fait : « Allô ? » Elle m'a dit enfin : « Mon fils est mort ce matin. » Elle a eu alors comme un sanglot.

Un an après avoir divorcé de l'hôpital et des hôpitaux, je n'ai toujours pas tranché les liens qui m'attachaient aux sidéens. Si j'ai beaucoup donné aux malades, ils me l'ont rendu au centuple. Ils avaient pourtant les mains vides, alors que les miennes étaient pleines. Bien que démunis de tout, ils m'ont légué une richesse inégalable en m'apprenant le sens de deux mots que j'avais rarement employés : espoir et dignité. Espoir d'une guérison qu'ils savaient improbable, dignité devant une mort qu'ils savaient certaine.

J'aurais pu titrer mon témoignage « Les mères sont faites pour pleurer » ou bien « L'amour à mort ». Je vais l'appeler « Le couloir ».

Un couloir dans lequel il m'arrive souvent de

retourner, soit en rêve, soit en imagination. Il n'est plus désert. Des gens y passent, lentement, comme au ralenti. Ils sourient. Ils ont une valise à la main. Ils quittent l'hôpital. Ils sont vivants. Ils ont l'air heureux. Là-bas, au bout de ce couloir qui me semble interminable, on distingue le feuillage touffu des arbres que perce un soleil naissant. La lumière grandit. Il va faire jour.

Composé et achevé d'imprimer
par la Société Nouvelle Firmin-Didot
à Mesnil-sur-l'Estrée, le 4 juillet 1994.
1er dépôt légal : février 1994.
Dépôt légal : juillet 1994.
Numéro d'imprimeur : 27635.
Numéro d'éditeur : 58446.
ISBN 2-07-073838-8/Imprimé en France.